De Yogasoetra van Patañjali

De Yogasoetra van Patañjali

De rode draad van de yoga

Vertaling, inleiding en commentaar

Alfred Scheepers

Olive Press

ISBN 978-90-77787-34-2 / NUR 739

Vertaald uit het Sanskriet door Alfred Scheepers
Omslagontwerp: A. Scheepers, naar schilderij van Paul Gauguin, *Arearea*, Tahitiaanse vrouw met hond.

Olive Press, Leeuwerikstraat 4 B, 1021 GL Amsterdam.
Web: http://www.olive-press.eu
Mail: info@olivepress.nl
tel: 0642498156

Uitspraak en transscriptie van het Sanskriet

a – dat	ā – v*a*der	e – b*ee*t
u – doet	ū – loer	o – sch*oo*n
i – pit	ī – *bier*	ṛ – zwabb*er*

kh – pa*kh*uis	gh – do*g h*ouse	g – *g*oat (E)
ṅ – di*ng*	c – mat*ch*	ch – mat*ch*es (E)
j – *J*ohn (E)	jh – *j*oke	ñ – A*n*gelique
jñ – Mag*y*ar	ś – *j*am (N)	ṣ – *ch*auffeur
y – *j*a	v – *w*ater	

De volgende klanken zijn retroflex. Deze letters met punt er onder worden uitgesproken zoals in het Engels. Zonder punt worden dezelfde letters uitgesproken zoals in het Nederlands

ṭ – *t*oe	ḍ – *d*rown	ṇ –u*n*moving

ṁ wordt gebruikt i.p.v. n, ṇ, ṅ, ñ, m of klinkt als m in het Franse *faim.*

ḥ is een stemloze h. Zonder punt is de h stemhebbend

Inhoudsopgave

Uitspraak en transscriptie 5
Woord vooraf 9
Inleiding 19
De structuur van het yoga-denken 25
Het natuurlijke en het gedisciplineerde handelen. 31

Deel 1: *Verzinking*. 37
tekst en vertaling. 44
commentaar 52
Deel 2: *Praktijk*. 63
tekst en vertaling. 68
commentaar 78
Deel 3: *Verworvenheden* 87
tekst en vertaling. 98
commentaar 110
Deel 4: *Vrijheid*. 127
tekst en vertaling. 134
commentaar 142

Woord vooraf

Veel mensen vinden de Yogasūtra's moeilijk te begrijpen. Men wenst een tekst van bijna twee millennia oud en met een waarschijnlijk nog oudere geschiedenis kennelijk te lezen als een moderne roman. Men wil niet begrijpen dat de tekst, zoals we die hebben een product is van lap- en plakwerk en dat die tekst bovendien helemaal niet in de vorm van een roman geschreven is. Dat was zelfs helemaal niet de bedoeling. De tekst is geschreven in de vorm van de *sūtra*, de 'draad'. Dat is een opeenvolging van zeer beknopte uitspraken, die eigenlijk niet meer zijn dan een aantal geheugensteuntjes bij het mondeling onderricht door een 'meester' of *guru*. Deze *guru* gaf een leer voor ingewijden door aan leerlingen, die daardoor zelf ingewijden werden. Wanneer zij op hun beurt de leer doorgaven aan hun leerlingen gebruikten ze wederom de *sūtra* als geheugensteuntje.

Het zal niet verbazen dat in de loop der eeuwen sommige van de uitspraken wel eens een andere interpretatie kregen. Er waren in India verschillende filosofische stromingen die soms allemaal wel wat aan yoga deden, maar die aan de tekst, overeenkomstig hun filosofie soms een andere interpretatie gaven. Verder gaven teksten die zo beknopt waren dat ze niet zonder uitleg konden natuurlijk aanleiding tot speculaties in geval een traditie door omstandigheden werd onderbroken en aan de hand van de enkele tekst weer moest worden gereconstrueerd.

Verder was er – en bestaat er nog altijd – een grote voorliefde voor het wonderbaarlijke die mensen ertoe deed neigen vaak eerder voor een wonderbaarlijke interpretatie te kiezen dan voor een alledaagse. Dan is de mythe van de verlichte Indiase wondergoeroe niet ver meer.

Mensen worden vaak in de war gebracht door beloften van bovennatuurlijke ervaringen en laten zich als het ware verblinden door de 'verlichting'. Dan zie je dus niets meer.

Inmiddels zijn er van de Yogasūtra heel wat westerse vertalingen op de markt en dit is zelfs niet de enige Nederlandse. Wat heeft deze vertaling dan voor op andere?

Ik heb bijzonder veel moeite gedaan om de kernbegrippen die in de Yogasūtra gebruikt worden op een consistente en logisch samenhangende manier te vertalen vanuit een begrip van het onderwerp waarom het gaat, niet alleen vanuit het – overigens verouderde – woordenboek dat ons ter beschikking staat.

Ik zal uitleggen wat ik bedoel. Een overigens integere eerdere Nederlandse vertaling (Dijkstra & Cantore) gaat in het woordenboek op zoek naar de 'oerbetekenis' van een woord en leidt daaruit de betekenis van de tekst af. Wat je dan krijgt is een soort woordmystiek. Er zit iets dieps en geheimzinnigs in woorden. Ze verwijzen naar ondoorgrondelijke wezenheden die hun betekenis alleen in een diepe meditatie prijsgeven. Alles wordt daardoor mysterieus.

Maar helaas, voor mensen die op de vlucht zijn voor de westerse rationaliteit, is dat nu juist vaak de grote aantrekkingskracht van die benadering. In het Europa van de 20e eeuw is de filosoof Martin Heidegger bekend geworden door zo met tekst om te gaan. Die methode is vandaag de dag, zeker in wetenschappelijke kringen grotendeels achterhaald. Tegenwoordig vraagt men zich, in navolging van de taalfilosofie van de latere Ludwig Wittgenstein (een bekend filosoof uit de eerste helft van de 20e eeuw) meestal af hoe een woord wordt gebruikt, wat iemand ermee wil, of eigenlijk heel simpel wat nu eigenlijk iemands bedoeling is als hij iets zegt. Met een beetje nadenken is dat vaak niet zo moeilijk te achterhalen. Je gaat ervan uit dat iemand niet zomaar iets zegt, maar er iets mee wil. Dan vat je taal niet langer op als een serie mysterieuze toverspreuken, maar je gaat ervan uit dat taal verwijst naar concrete zaken die met het verstand dat je hebt inzichtelijk te maken zijn. Taal gaat niet over openbaringen van dingen die buiten je wereld liggen, maar gaat integendeel over de dingen van je eigen wereld waar je eigenlijk al lang mee bekend bent.

Laat ik om duidelijk te maken wat ik bedoel twee voorbeelden geven, een ontleend aan het boeddhisme en een ontleend aan de Yogasūtra zelf.

In het boeddhisme bestaat de leer van de vijf zgn. *skandha's*, letterlijk 'takken' of ook wel 'groepen' genoemd. Deze leer gaat over alles wat er is, en daar bedoelt men mee, alles wat werkelijk gegeven is. Misschien heeft u gehoord van het 'ik denk dus ik ben' van de filosoof René Descartes. Deze denker uit de 17e eeuw beweerde dat je aan alles kunt twijfelen, maar als je dat doet kun je niet twijfelen aan het feit dat je twijfelt. Je kunt je afvragen of je grote teen er wel aan zit of dat je alleen maar droomt dat die eraan zit. Maar als je hem tegen een steen stoot kun je er niet aan twijfelen dat je pijn voelt. Dat gevoel is er, of de teen er nu is of niet. Uiteindelijk voelen mensen van wie een arm of been geamputeerd is nog altijd pijn in die arm of dat been dat er niet meer is. Dat heet fantoompijn. De *skandha's* zijn dan in het boeddhisme de vijf dingen waaraan je niet kunt twijfelen omdat ze samenvallen met de manier waarop ze gegeven zijn. Ik zal ze noemen:

- *vedanā* (dat vertalen we meestal als 'gevoel'. De pijn die je voelt als je je teen stoot).
- *saṁskāra* (wilsbewegingen, waaronder te verstaan alles wat ons beweegt te handelen).
- *vijñāna* (meestal vertaald als 'bewustzijn'). Maar daar beginnen de problemen al. Nog moeilijker wordt het met
- *saṁjñā*, meestal vertaald als 'waarneming' en
- *rūpa*, vaak vertaald als 'lichaam'.

Ik heb u met het voorbeeld van de fantoompijn proberen duidelijk te maken dat je aan het bestaan van het lichaam kunt twijfelen. Het kan lijken of het er is, maar louter een gevoel bewijst dat nog niet. Descartes twijfelde er zwaar aan. Hij vond geen enkel bewijs. Hij kon het bestaan van lichamen, van een materieel iets, alleen aannemen door het maken van een geloofssprong. 'God kon toch niet zo gemeen zijn dat hij ons in een waanwereld, een illusie zou laten leven?' Maar om die sprong te maken moet je dan wel eerst in een God geloven en het bestaan van God ervaren veel mensen als onzekerder dan het bestaan van hun grote teen. Dus daarmee schiet je logisch niet veel op. Bovendien, in India beschouwen zeer veel mensen de idee dat de wereld een substantieloze (onstoffelijke) illusie is als de hoogste wijsheid, inclusief de meeste boeddhisten. Aan de idee dat God 'gemeen' zou zijn als de wereld niet echt is, hebben zij geen boodschap. Wat moeten we dan met '*rūpa*' als 'lichaam'? De leer van de *skandha's* wilde juist tonen dat de wereld substantieloos (*anāttta*), onstoffelijk is. M.i. moet '*rūpa*' dus eerder staan voor zintuiglijke gewaarwordingen of indrukken dan voor 'lichaam'. Dat we beelden zien, geluiden horen, geuren ruiken, smaken proeven, heet en koud voelen, dat weten we immers ook als we niet weten waardoor die gewaarwordingen worden veroorzaakt. Horen we in dromen niet ook praten, zien we niet ook beelden en voelen we ons daar niet dikwijls bang of eenzaam? Dat komt dan niet uit de wereld buiten zeggen we, maar uit ons zelf.

Die idee vindt verder steun als we er een andere boeddhistische onderscheiding bij halen. Het boeddhisne maakt een onderscheid tussen zes soorten *vijñāna* of 'bewustzijn', namelijk oog-*vijñāna*, hoor-*vijñāna*, reuk-*vijñāna*, smaak-*vijñāna*, tast-*vijñāna* en '*manas*'-*vijñāna*. '*Manas*' betekent zoveel als 'brein', en daarmee bedoelt men dat wat verschillende soorten gewaarwordingen op elkaar betrekt. Als Mien vanuit de verte iets naar je roept, dan is het de *manas* die het je doet voorkomen, dat het geluid: 'he Kees' dat we horen komt van het vlekje dat we in de verte zien en dat dat vlekje 'Mien' is. Mensen die die 'vertaalslag' niet kunnen maken hebben een probleem. Mensen die we *autisten* noemen hebben in meer of mindere mate met een dergelijk probleem te maken.

Uit het bovenstaande blijkt dat we *vijñāna* het best met 'waarneming' kunnen vertalen. We hebben visuele waarnemingen, gehoorwaarnemingen, tastwaarnemingen, smaakwaarnemingen, en reukwaarnenigen. En verder hebben we door middel van de *manas* en het daarin zetelende begripsvermogen ook waarnemingen van mensen en dingen. Dit is eigenlijk allemaal vrij logisch.

Toch vertaalt men *vijñāna* meestal als bewustzijn en *saṁjñā* als 'waarneming'. Aangezien volgens de boeddhisten de vijf *skandha's* alles omvatten dat werkelijk gegeven is, is de consequentie van die vertaling dat volgens de boeddhisten mensen niet kunnen denken. Want denken hoort dan niet tot de vijf *skandha's*. Nogal vreemd. Het ligt – althans voor mij – voor de hand dat, aangezien *vijñāna* 'waarneming' is, *saṁjñā* dat ingewikkelde proces is, dat uit een vlekje en een klank Mien te voorschijn tovert. We kunnen dit *denken* noemen. Het doet nog meer dan alleen Mientjes en brandweerauto's 'bedenken', het 'bedenkt' ook onszelf door onze gevoelens in verband te brengen met onze wil, onze *vedanā's* met onze *saṁskāra's*. Wij willen ons lekker voelen. Jantje wil met Mien n… of desnoods met Kees. En dat is hardstikke goed voor zijn *ego*.

Dan worden de vijf *skandha's* dus:

1. vorm (*rūpa*)
2. gevoel (*vedanā*)
3. denken (*saṁjñā*)
4. wil (*saṁskāra*)
5. waarneming (*vijñāna*)

Let wel: in het denken kan men de denkact werkelijk constateren, maar het object ervan, of dat nu Mien is of wijzelf alleen als een uitkomst, slotsom van dit denken, niet als een werkelijk iets, want dat ligt buiten wat 'werkelijk', 'als zodanig' in de waarneming ligt. We kunnen het voor waar nemen, maar daarmee is niet bewezen dat het dat ook is (met excuses voor de toegepaste woordmystiek).

Iets dergelijks speelt ook in het denken van de yoga, dus in de Yogasūtra's. Een goedwillende eerdere vertaler vertaalt de tweede uitspraak van de Sūtra als: 'Yoga is het wervelen stilleggen van de geest' (Dijkstra & C.). Ja, denkt de lezer dan onmiddellijk: mijn denken zit altijd te malen. Als ik dat kan stilzetten is mijn probleem verholpen. Dit begrijp ik. Jammer genoeg zet hij zijn denken zo snel stil dat hij niet verder leest. 'Er zijn vijf soorten wervelingen, kwellende en niet-kwellende: bewijzen, dwalen, inbeelden, slapen, herinneren.' Dus:

bewijzen zijn *wervelingen*
dwalen is een *werveling*
inbeelden is een *werveling*

zelfs *slapen* (diep slapen) is een *werveling*
herinneren is een *werveling*

Tot mijn onsteltenis moet ik constateren, dat dit er bij de gemiddelde, volledig in het bezit van zijn verstandelijke vermogens verkerende yogastudent in gaat als zoete koek. Indiërs waren verlichte geesten en wat aan een onverlichte misschien vreemd mag schijnen is juist hoogste wijsheid voor een Verlichte. Hoe raadselachtiger hoe beter dus.

Ook hier met de vijf wervelingen (*vṛtti's*) is er net als bij de boeddhistische vijf *skandha's* sprake van een uitputtende opsomming. Anders dan in het boeddhisme wordt hier door de aanstaande yogi wél gedacht. Er wordt zelfs, zien we even af van die paar momenten van diepe slaap, eigenlijk alleen maar gedacht. Er schieten met cycloonkracht voorstellingen, beelden en bewijzen door zijn geest en soms zitten die er naast, maar handelen of ervaren, willen en voelen, kan deze dolgedraaide kamergeleerde kennelijk niet meer. Als dit de leer van de Yogasūtra is, dan moeten we concluderen dat die slechts een beperkt veld van toepassing heeft, nl. die van de compres op het hoofd van iemand met een oververhit brein.

In het vervolg van de Yogasūtra zal boven iedere twijfel duidelijk worden, dat de hele tekst draait om het onder controle krijgen van *karma* of *saṁskāra*. Even eerder kwamen we die term bij de boeddhistische vijf *skandha's* tegen in de betekenis van 'wilsbewegingen'. Het is dus helemaal niet zo dat mensen niet (niets meer) willen omdat ze ten prooi gevallen zijn aan een werveling van geestelijke verwarring en dat hun daadkracht moet worden hersteld door hen geestelijk te kalmeren. Het gaat om iets heel anders. De Yogasūtra gelooft dat de mens in de kern vrij en onbeperkt is en dat hij door verkeerd handelen die eigen vrijheid steeds verder heeft beperkt. Het wil een weg wijzen om die beperking ongedaan te maken en daarvoor beveelt het een discipline aan die yoga heet. Dat verkeerde handelen heeft natuurlijk te maken met een verkeerd gerichte wil. Ik vertaal de in de definitie van yoga genoemde '*citta*' dan ook niet als 'geest', maar juist als 'wil' en *vṛtti* (de eerder genoemde 'wervelingen') vertaal ik als 'proces', ja inderdaad als een circulair proces, een proces dat steeds tot zijn uitgangspunt terugkeert, maar de term 'werveling' is daarbij nogal misleidend. De tweede *sūtra* wordt dan: 'Yoga is het bedwingen (of beheersen) van de wilsprocessen. Dat het gevoel daar ook mee te maken heeft zal blijken als we zien hoe de wil door het gevoel wordt gemotiveerd. Wanneer het gevoel stil is, leidt het de wil als was ze een mak paard.

Mijn vertaling van '*citta*' als 'wil' betekent een grote afwijking van bijna alle bestaande vertalingen, Nederlands, Engels of in welke andere taal dan ook. Ik heb daarom voor mijn nieuwe vertaling een goede reden, al was het alleen maar hierom. Zonder deze vertaling is de Yogasūtra mijns inziens simpelweg niet te begrijpen. Ze kan dan alleen als een soort mystieke mantra worden gepreveld en men kan erbij hopen dat dat enig effect mag hebben.

Uitgaande van deze vertaling blijkt de Yogasūtra een duidelijke structuur te hebben. Men probeert de zelfbeperking die het gevolg is van het eigen handelen teniet te doen door een vorm van deprogrammering van de eigen persoonlijkheid. Dan kan iemands eigen aard ten slotte tot zijn recht komen.

Uitgaande van die grondgedachte kan ik in grote lijnen de omtrek van aard en doel van de yoga volgens Patañjali (de veronderstelde schrijver van de Yogasūtra) schetsen.

Dat wil niet zeggen dat de betekenis van iedere *sūtra* (uitspraak) mij volkomen duidelijk is. Er komt hier en daar wel eens passage voor waar ik geen raad mee weet. Anders dan vele andere vertalers die in zo'n geval alle registers opentrekken om hun esoterische kennis te etaleren, kom ik in zo'n geval hooguit met een voorzichtige suggestie, als ik er al niet geheel het zwijgen toe doe. Dat mag voor sommigen misschien onbevredigend zijn. Maar niet al onze wensen kunnen nu eenmaal onmiddellijk verhoord worden. Misschien vindt een ander bij sommige problemen nog eens een treffend antwoord.

Voor verdere bestudering van het yogadenken, beveel ik het werk van Feuerstein (o.a. *The Yoga-Sūtra of Patañjali,* 1979, Rochester) en Eliade (o.a. *Yoga, Immortality and Freedom*, 1969, NY) aan. Een oudere maar degelijke vertaling is ook die van J.H. Woods (*The Yoga System of Patañjali*, 1914 Cambridge).

Inleiding

De Yogasūtra wordt toegeschreven aan Patañjali. De traditie identificeert hem met een grammaticus van dezelfde naam waarvan we weten dat hij leefde in de 2e eeuw v. Chr. Of die identificatie juist is weten we niet. Het kan, maar de Yogasūtra kan ook een ander begin hebben. De tekst zoals we die nu hebben is, zoals alle Indiase teksten van deze aard, een product van traditie en kent historische lagen. Bij mijn weten is er nog onvoldoende onderzoek gedaan om die lagen te identificeren. Maar het oudste deel van de *sūtra* is wel de beschrijving van de zgn. achtledige yoga, een achtvoudige discipline die wel enige gelijkenis vertoont met het boeddhistische achtvoudige pad, en wellicht daarin zijn oorsprong heeft. Daaraan is dan een voorwerk en een nawerk toegevoegd. Het voorwerk bestaat uit hoofdstuk 1 en het begin van hoofdstuk 2 en het nawerk uit hoofdstuk 4. Al met al zal het werk wat we nu kennen zijn huidige vorm gekregen hebben tegen de 5e eeuw na Christus. Aan meer exacte dateringen wagen we ons hier niet.

De achtledige yoga die het hart van het boek vormt, (hoofdstuk 2 en 3), geeft een praktische beschrijving van het yogapad. Het eerste hoofdstuk legt uit wat je eigenlijk onder yoga moet verstaan en wat ze doet, en het laatste hoofdstuk behandelt theoretische moeilijkheden en metafysica die met yoga verband houdt en besluit met het uiteindelijke bevrijdingsproces.

De tekst bestaat uit korte aforismen – soms wat raadselachtige – uitspraken, die in een notendop de grondideeën van de yoga beschrijven. In deze korte zinnen, en de ideeën die ze bevatten, ligt een filosofie, een wereldbeeld besloten, die de gemiddelde Europeaan volkomen vreemd zal zijn. Er is daarom groot risico voor een verkeerde interpretatie.

Sinds de zeventiger jaren van de 20e eeuw is yoga een modeverschijnsel geworden in het westen. Ze wordt beoefend en bestudeerd als een middel tot ontspanning en zelfbeheersing, en in dat opzicht is ze tot zekere hoogte effectief. Maar mensen weten over het algemeen weinig van de ideeën die er oorspronkelijk aan ten grondslag lagen.

Die ideeën hebben veel gemeen met die van andere Indiase vormen van denken, zoals b.v. het boeddhisme. Dan gaat het met name om de *karma*leer.

Yoga, boeddhisme en andere Indiase denkwijzen gaan uit van een andere opvatting van de wereld dan we in het westen gewend zijn. Om yoga te begrijpen moet ik de meest algemene kenmerken van dat wereldbeeld uitleggen.

Een groot deel van het Indiase denken verklaart het bestaan door *karma. Karma* betekent in de eerste plaats 'werken, doen, handelen'. Ons handelen – en dat van andere levende wezens – geeft de wereld gestalte. De wereld is er niet zomaar, en is ook niet geschapen door een buitenaardse God, die ons erop heeft gezet, zoals kinderen een wereld scheppen door te spelen met poppen of soldaatjes. Als er al een God is, dan vinden we Zijn werken in onszelf. Met andere woorden, als God schept, dan schept hij van binnenuit, door middel van onze eigen scheppende kracht die niets anders is dan God die in ons woont en werkt en zo in ons handelt. Die God, als we het God mogen noemen, is daar in ons als ons eigen levensbeginsel. Het is geen kracht die ons van buitenaf dwingt, maar een die ons leiding geeft vanuit onze eigen motivaties. Wat wij willen bepaalt ons handelen en dat handelen bepaalt onze wereld, geeft die wereld gestalte. Overeenkomstig ons verlangen zo zal de wereld worden.

Het mechanisme van dit verlangen en handelen heet Wil, (*citta* of *prakṛti*). Het verschil tussen die twee begrippen doet er op dit moment niet toe. Van belang is dat ons handelen – en dat van alle levende wezens – wordt gedreven door wilsprocessen. De wil laat zich leiden door wat men *guṇa's* noemt. Het woord betekent letterlijk 'streng'. Dan wordt gedacht aan de drie strengen die een vlecht vormen. Het zijn de drie elementaire motivatoren, beweegredenen van de wil. Mensen willen, verlangen wat. Ook het verschil tussen willen en verlangen doet er hier even niet toe. Onze wilsprocessen zijn gevlochten uit drie strengen. Dat betekent dat er volgens deze leer aan ieder wilsproces drie kanten zijn of anders gezegd dat ieder wilsproces drie componenten heeft. Samen vormen die de Wil of *citta*.

Deze drie componenten of *guṇa's* (goena-goena zou je in het Indonesisch zeggen) omvatten het geheim van het bestaan. Toch zijn ze niet iets mysterieus. Het zijn dingen die we in onszelf kunnen waarnemen.

Er is veel gezegd over de betekenis van de drie strengen. Ze worden in het Sanskriet *sattva*, *rajas* en *tamas* genoemd. Men noemt ze wel helderheid of zuiverheid, ambitie, en inertie of duisternis. Die aanduiding leidt meestal tot kosmologische mystificatie. In India begint de wereld met het levende wezen. Daar moeten we de 'strengen' zoeken. Wie wel eens heeft gehoord van *cakra*-leer heeft een aanwijzing omtrent de betekenis van de *guṇa's* in handen. '*Cakra*' betekent letterlijk 'wiel' of 'discus'. Maar het woord wordt in een engere zin gebruikt voor 'energiecentra' die ergens in ons een plaats zouden hebben. Zo kent het Indiase denken een energiecentrum dat *mūlādhāra* wordt genoemd. Men situeert dit bij de stuit, onderaan het heiligbeen. Het reguleert ons elementair gevoel van veiligheid. Een ander energiecentrum (*svādiṣṭhāna*) zou onze seksualiteit reguleren en weer een ander ons streven naar macht of invloed. Dit laatste wordt *maṇipura* genoemd. Deze energiecentra steunen op elkaar. Zonder althans een elementair gevoel van veiligheid lukt de geslachtsdaad niet. Anderzijds kan seksualiteit soms helpen om gevoelens van extreme onzekerheid de baas te worden. Zonder de zelfaffirmatie die het gevolg is van seksuele satisfactie lukt het niet om je in deze wereld te doen gelden. Wie dus, veelal vanuit zijn opvoeding en vroege jeugd, is opgezadeld met een fundamenteel gevoel van onveiligheid, zal slechts zeer moeilijk een eigen plek en een erkenning van die plek in de wereld kunnen vinden.

Mijns inziens hebben we hier de drie 'strengen' die het basisweefsel van het leven vlechten. *Sattva*, veiligheid, zelfbehoud, de wil om in het bestaan te volharden; *tamas*, seksualiteit, in zekere zin de tegenkracht van *sattva*, het loslaten van de identiteit in de overgave, maar ook afglijden en verlies van bewustzijn – vandaar 'inertie', 'indolentie' en 'duisternis'; en tenslotte *rajas*, het uitdijen van de persoonlijke invloed, het greep krijgen op de wereld, vandaar 'ambitie'. Dat zijn de drie grondcomponenten van de menselijke psyche en de fundamentele beweegredenen van het hele bestaan die samen de Wil (*citta*) vormen.

De Wil wordt overeenkomstig haar aard altijd door een combinatie van deze beweegredenen gedreven. Alle objecten van de wil beogen hetzij veiligheid, hetzij genot (een passieve opstelling) hetzij macht of invloed (actieve opstelling) of een combinatie van de drie. Dat betekent dat onze wil altijd door een van de drie of een combinatie ervan wordt gemotiveerd. We handelen altijd met het oog op een van deze drie of deze drie in samenhang. Dat doen wij althans in het normale leven van alledag.

Hoe we dat doen verschilt van persoon tot persoon. Dat heeft te maken met ons *karma*, nu niet opgevat als handelen maar als resultaat van ons handelen. Doordat we handelen vanuit een bepaalde motivatie, geweven uit de drie strengen vormen we door dit handelen gewoonten. Die beperken onze openheid. We gaan leven in een tredmolen waarin we ons iedere dag dezelfde doelen stellen en waarin we het zicht op de wereld buiten de dagelijkse cirkelgang, het zicht op nieuwe mogelijkheden, d.w.z. op vrijheid verliezen.

In zekere zin, kun je zeggen, komt dit door *tamas*, want de grens tussen lust en gemakzucht is papierdun. Het bestaan heeft een ingebouwde sleetsheid. Omdat de mens gemakzuchtig is neigt hij ertoe te blijven bij wat hij heeft verworven. Iedere keer dat ik een succesvolle handeling opnieuw voltrek, voltrek ik hem met meer gemak. De gemakkelijkste weg is de weg die ik ken. Zo verleidt een eens gemaakte keuze ons bij die keuze te blijven omdat we hebben geleerd op die manier te overleven en niet op een andere. Het vergt inspanning – vaak een te grote inspanning – om andere, onbekende wegen te kiezen, hoewel die misschien bevredigender en zeker avontuurlijker zouden zijn. We laten al te gemakkelijk de gemakzucht winnen van de nieuwsgierigheid. Dat is *karma* in de zin van persoonlijkheidsvorming, persoonlijkheidsbeperking. Het maakt een mens tot verzekeringsagent of loketbeambte of tot de boer die niet vreet wat hij niet kent; het laat onze wereld ophouden bij de Lidl op de hoek. Het is een grote kracht die je niet gemakkelijk overwint, het beginsel van alle verslaving. Het is de gemakzucht die de ambitie smoort.

Het werkt als volgt. Het begint met een aandrang (*saṁskāra*). Die borrelt op uit de onbewuste lagen (*suṣupta*) van onze persoonlijkheid. Die aandrang concretiseert in een voorstelling *(vikalpa)*. Die voorstelling proberen we op een passende manier te verwerkelijken *(pramāṇa)*, lukt dit dan wordt de procedure *(vṛtti)* bewaart in onze herinnering *(smṛti)* waar ze helpt om onze onbewuste aandrang (slapende *saṁskāra*) te versterken, dus om ons vaster te binden aan ons dagelijks patroon. Dat is hoe het normale bewustzijn werkt. Daar kom je niet zomaar vanaf. Daar is een ijzeren discipline voor nodig die tegen onze normale gewoonten indruist. Een dergelijke discipline heet *yoga*. Eigenlijk is het nog het beste dat we ons in onze procedures vergissen, want door fouten *(viparyaya)* maken leer je. Een forse schok schudt je wakker.

Patañjali beschrijft de ijzeren discipline die ons uit onze gewoonten losweekt in deel twee en drie van de *sūtra's*. Ook hier weinig mysterie. Het gaat om een straffe ethische en persoonlijke discipline benevens lichaams- en ademhalingsoefeningen. Dan volgt een meditatief proces van bewustwording dat eindigt in een diepe rust waarin men van al zijn neigingen is onthecht. Pas dan is de persoonlijkheid vrij. Dat is het pad van zelfbeheersing dat yoga is.

Zoals in het boeddhisme ligt dat wat ons in het lijden van de gevangeschap vasthoudt in verkeerde keuzen die gegrond zijn in een verkeerde zienswijze. Wie dus van zijn ellende af wil, moet eerst zijn verkeerde inzichten wijzigen. Maar dat gaat niet zomaar, want ook daar is de discipline van de yoga voor nodig. Je moet dus maar ergens beginnen en dat is met de ethiek, dan zal, als je volhoudt, langzaam het inzicht wel ergens doorbreken dat samenvalt met het realiseren van innerlijke vrijheid.

Vergeet bij het lezen van de volgende uiteenzettingen nooit dat we volgens het Indiase denken niet op de wereld geworpen zijn. Het is omgekeerd de wereld die afhankelijk is van onze geest. Daarom vinden we naarmate we inzicht en vrijheid verwerven ook steeds meer werkelijkheid. Die vloeit daaruit namelijk voort.

De Indiërs die de yoga voortbrachten geloofden dat 'in den beginne' uit de 'zuivere wil' het gevoel emaneerde, uit het gevoel het brein, uit het brein de zintuigen, uit de zintuigen de eigenschappen van de materie en uit die eigenschappen de materie zelf, om zo alle dingen van de wereld te vormen. De mens en zijn geest ontspruiten niet aan de materie maar mens en geest genereren de materiële wereld.

De structuur van het yoga-denken.

Je zou kunnen zeggen dat yoga uiteenvalt in twee delen, een beschouwelijke analyse en een therapie. In de analyse stelt Patañjali vast hoe de menselijke ontwikkeling feitelijk in elkaar steekt, legt vervolgens uit dat deze situatie lijden impliceert om dan in de therapie aan te geven wat men kan doen om dit lijden te vermijden. Deze aanpak heeft veel gemeen met die van het klassieke boeddhisme. De analyse slaat echter andere wegen in omdat ze uitgaat van andere metafysische veronderstellingen.

De grondvooronderstelling is overgenomen van de Sāṁkhya-filosofie, namelijk, dat er een principieel onderscheid moet worden gemaakt tussen de psychische ontwikkeling van een organisme en het bewustzijn van die ontwikkeling. Veel boeddhisten erkennen de geldigheid van een dergelijke onderscheiding niet. Patañjali postuleert daarom dat er een bewust beginsel is, de *draṣṭṛ* of *puruṣa*, die verantwoordelijk is voor alle waarnemende acten als zodanig. Het is een beginsel van pure receptiviteit, de basis van alle ken-acten. Daar tegenover vindt men een beginsel dat de grond vormt van alle psychische ontwikkeling *(pariṇāma)*. Ik duidt het in zijn meest algemene vorm aan als 'wil'. Daarbij moet men voor ogen houden dat het hier niet louter gaat om het bewuste willen. Alle feitelijke ontwikkeling met de daaraan ten grondslag liggende drijfkrachten en motieven vallen hier onder. In zijn meest zuivere vorm heet deze wil *citi*. Het is de ontwikkeling als een pure mogelijkheid die niet wordt geactiveerd: vrede met zichzelf, de alomvattendheid van het gevoel. Het is de wil in zoverre het bewustzijn zich daarin bewust wordt van zichzelf. Zij bestaat in een stabiel evenwicht tussen de drie elementaire beweegredenen die tezamen de werkingen van deze wil bepalen. Onder invloed van bepaalde condities kan dit evenwicht worden verstoord. Dit verstoorde evenwicht is een feit van het dagelijks bestaan en is alleen verklaarbaar door aan te nemen dat deze verstoring tot in het oneindige teruggaat, omdat telkens voor iedere verstoring een daaraan voorafgaande conditie moet worden aangenomen, en de huidige situatie telkens weer de conditie vormt voor een latere ontregeling. Dit is een kettingreactie die vrijwel onbeheersbaar lijkt. Deze verstoring brengt de wil in beweging en als een wil in ontwikkeling wordt zij dan in meest algemene zin *prakṛti* genoemd. De *prakṛti* is het substraat van alle verandering, het is de wil waarin de condities voor verandering aanwezig zijn. Men zou haar kunnen vereenzelvigen met het potentiële bewustzijn dat slaapt in de cellen van een nog onontwikkelde maar bevruchte eicel. Het woord *prakṛti* is eigenlijk min of meer synoniem met *garbha*, embryo, maar duidt meer op het psychische correlaat van de organische ontwikkeling daarvan. In het organische denken van het Sāṁkhya volgen de verschijnselen van de wereld elkaar niet op, maar zijn ze de ontwikkeling van een eraan ten grondslag liggend substraat of substantie. In het geval van de mens is dit substraat de genoemde *prakṛti*. Alle ontwikkeling van de menselijke psyche, van kind tot grijsaard blijven daarom altijd ontwikkelingen van deze *prakṛti*. Ze moeten worden opgevat als haar opeenvolgende fasen. Allereerst ontwikkelt de psyche zich als gevoel of gewaarwording. Dat wil zeggen: er doen zich bewuste indrukken voor waarop de baby op een primaire manier reageert. Men mag zeggen dat ze worden ervaren als lust, onlust, rust en de gecompliceerde schakeringen van alle daartussen liggende nuances. Wat hier gebeurt is een vaststellen, registreren van wat zich voordoet. Kon het hierbij blijven, dan zouden lust en onlust als rood en groen naast elkaar staan en object kunnen worden van een louter esthetische contemplatie. Maar feitelijk observeert men een hang naar het één en een afweer van het ander. Dit leidt tot een zoeken en een vermijden en een gedrag dat strategieën, procedures ontwikkelt om het één te verwerkelijken en het andere te voorkomen. Deze procedures worden door de *sūtra's* aangeduid als *vṛtti's*, door mij vertaald als 'wilsprocessen' of 'intentionele processen'. Zo'n *vṛtti* bestaat, kort gezegd, uit een uitgangspunt of dispositie en aandrift *(saṁskāra)*, doel *(artha)* en de middelen *(pramāṇa)* om dat doel te bereiken, tenminste, als men het als een op een object gericht proces beschouwt. Men kan haar ook zien als een stap voorwaarts op het eigen pad. Vergelijk het met het klauteren in een boom. Met de voeten zoekt men zijn steun *(āśraya)* beneden en met de handen een houvast *(ālambana)* boven. Zo'n functioneel proces – want dat is dus een *vṛtti* – doorloopt fasen. Allereerst voelt men een aandrift *(saṁskāra)* die zelf weer geconditioneerd is door een dispositie (of retentie: *vāsanā*). Dit is die fase van het proces waar het zich uit het onbewuste, dat kan worden aangeduid als een slaap *(nidrā)* losmaakt. De aandrift krijgt concreet vorm wanneer zij door middel van een voorstelling *(vikalpa)* een doel *(artha)* concipieert. Van voorstelling naar doel is een verwerkelijkingsproces waarbij men de juiste middelen *(pramāṇa)* moet aanwenden. In de keuze van die middelen steunt men op informatie. Die kan men krijgen van anderen (in zoverre men die betrouwbaar kan achten: *āgama*), men kan ertoe komen op grond van een redenering *(anumāna)* of men kan die baseren op eigen ervaring *(pratyakṣa)*. Wanneer men in zijn doel slaagt bewaart men die wetenschap in de herinnering *(smṛti)* en die herinnering beklijft in een retentie *(vāsanā)*, die als een geur- of kleurstof de gehele persoonlijkheid doordringt en daar een blauwdruk van de geslaagde handeling achterlaat waarop het organisme, wanneer nodig weer een beroep kan doen. Omdat het gemakkelijker is gebaande dan ongebaande paden te betreden verwerft het organisme aldus een dispositie. En deze bepaalt weer de vorm waarin een aandrift zich opnieuw uit. Deze nieuwe aandrift heeft opnieuw een bepaald functiebereik *(viṣaya)* en doorloopt in haar verwerkelijking weer dezelfde fasen als ieder ander intentioneel proces. Het proces kan ook anders lopen: men kan de verkeerde middelen kiezen *(viparyaya)*. Men faalt en ook dit falen bewaart men in zijn persoonlijkheid, zodat men als vanzelf leert van zekere procedures af te zien.

In het intentionele proces zijn we al het loutere gevoel voorbij. Het loutere gevoel, gewaarwording *(sattva, buddhi)* maakt geen onderscheid tussen binnen en buiten. Het doet zich voor als wat het is: pijn, lust, rust. Sensitieve mensen kunnen ineenkrimpen bij de pijn die een ander treft. Perverse (omgekeerd werkende) mensen kunnen bij hetzelfde lust voelen. Het gevoel als zodanig maakt kennelijk niet een al te duidelijk onderscheid tussen het ik en het gij, het is empathisch. Daarop baseert zich b.v. Mencius' analyse van de menselijke natuur. Als iemand ziet dat een kind in een put valt, dan schiet hij automatisch toe om het te helpen en te redden. Die natuur is dus in wezen goed, want ongereflecteerd handelt zij goed. Maar in een meer bewuste, een meer calculerende toestand, zien we dat mensen wel degelijk een onderscheid maken tussen zichzelf en de ander. Uit het loutere gevoel maakt zich iets los dat 'ego' kan worden genoemd en dat een scheiding maakt tussen 'mijn gevoel' en 'jouw gevoel', waarbij geldt dat het 'mij' het hemd is dat nader is dan het 'jou', de rok. Het ontstaan van dit ego wordt in de *Yogasūtra* en ook in andere oude Indiase teksten niet echt beschreven. Men stelt slechts dat het berust op 'onwetendheid' *(avidyā)*. Het zou tot stand komen wanneer ik, als zuiver waarnemend bewustzijn, mij door een verkeerd oordeel *(mithyājñāna)* identificeer met het lichaam waarop ik het gevoel dat ik gewaarword betrek. Maar hoe komt men daarop? Omdat de tekst hier geen aanknopingspunt biedt, wil ik zelf een suggestie doen. Het zou kunnen liggen in de relatie tussen 'wil' en pijn. Er is een pijn die ik door een wilsact kan lenigen en een pijn waarop ik geen invloed kan uitoefenen. De eerste pijn zou je 'trek' kunnen noemen, de andere 'druk'. 'Dorst' is b.v. een voorbeeld van de eerste. De baby zoekt de borst en wordt stil. Als de moeder hem wegduwt omdat ze vindt dat hij genoeg heeft gehad, wordt de wil gedwarsboomd door een druk van buitenaf en raakt geagiteerd. Niet alles hangt van míjn wil af, er is *virtù*, wat ík kan, maar er is ook *fortuna*, wat van de ander afhangt. Deze splitsing van de wil wordt geprojecteerd op het gevoel en leidt tot onderscheiden gevoelsbereiken waarbij men zich voor het gevoel van de ander afsluit. De verpleegster voelt de naald niet waarmee ze mijn bloed aftapt, ze heeft me beroepshalve geobjectiveerd. Bij deze scheiding van gevoelsbereiken speelt het lichaam een cruciale rol. Het treedt op een bijzondere manier in mijn waarneming. Visueel dringt het zich altijd op, maar nooit in zijn geheel en in een bijzonder perspectief. Ik ervaar maar een deel van mijn lichaam visueel. Anderen ervaar ik bij tijd en wijle, maar wel in hun geheel. 'Ik' ben dus anders dan de rest.

Het lijkt zo evident. Ik voel niet wat een ander voelt. Waarom aantonen wat niet aangetoond hoeft te worden? Omdat aan de hand van het voorbeeld van o.a. Mencius, duidelijk wordt dat het minder evident is dan het lijkt. Gevoel is zeer aanstekelijk, zo zeer dat mensen hun gevoel zelfs buiten hun wil automatisch op elkaar afstemmen, zoals gebeurt in massale slachtpartijen, pesterijen aan het adres van een zondebok en in b.v. de synchronisatie van de menstruatie in nonnenkloosters (een verschijnsel dat ik overigens niet zelf heb mogen verifiëren). Die kracht van het gevoel is zo groot, dat het goed denkbaar is, en zelfs waarschijnlijk, dat het individuatieproces historisch gezien een laat fenomeen is en nooit volstrekt wordt omdat de mens zich alleen in een gemeenschap kan ontplooien. M.a.w., men kan zich alleen onderscheiden op grond van een bindende eenheid.

Het 'ik' *(asmitā)* is in het yoga-denken de voorwaarde voor de intentionele processen van de geest *(manas)*, waarbij die geest zijn eigen doelen stelt en verwerkelijkt op grond van zijn eigen door zijn ervaringen gevormde karakter.

De individuatie van verlangens en belangen en het eruit voortvloeiende uit de pas lopen van individuen, vindt aldus de *sūtra's* zijn oorzaak in zekere condities, die *saṁskāra's* worden genoemd en die in een oneindige ketting van oorzaken terugreiken in het verleden. Ieder handelen, iedere ervaring veroorzaakt, alleen door het feit, dat deze het geheugen en daarmee de persoonlijkheid kleuren een *saṁskāra*. Disposities die men vanaf de geboorte heeft meegekregen, worden verklaard uit vroegere geboorten van een zelfde transmigratielichaam. Disposities zijn dus altijd een gevolg van vroeger handelen. Maar handelen kan ten goede of ten kwade zijn, het kan verdelen of verenigen. Slechts handelen dat tot grotere verdeeldheid of individuatie leidt geldt als schadelijk *(kliṣṭa)*. Schadelijk handelen is een handelen dat onder invloed staat van de zogenoemde *kleśa's*, de aantastingen door passie. Dit zijn de onwetendheid *(avidyā)*, op grond waarvan men zich, door zich te vereenzelvigen met een lichaam tot een concrete persoon individualiseert, het 'ik' *(asmitā)*, het individu dat zich afscheidt op grond van deze onwetendheid, verlangen en afkeer (*rāga* en *dveṣa*) die het handelen motiveren vanuit dit besef van een afzonderlijk 'ik' en zo het *karman*, de *saṁskāra's*, de disposities produceren die dit ego bevestigen en de onwetendheid laten voortduren. Tot slot is er de drang tot zelfbehoud *(abhiniveśa)* die zich vastklampt aan wat er is en zo ontwikkeling (ook positieve) frustreert. Deze aantastingen leiden tot een steeds meer uit evenwicht raken van het gevoel onder invloed van ambitie en indolentie, wat gepaard gaat met steeds verder reikende doelstellingen, steeds grotere ontevredenheid en daarmee een steeds groter lijden. Yoga wil dit lijden tegengaan met een therapie die de oorspronkelijke gevoelsharmonie herstelt.

Het natuurlijke en het gedisciplineerde handelen

De normale werking van de wil, is dat hij spontaan doelen stelt. Nu wordt de aandacht getrokken door dit, dan weer door dat. Daarbij zijn lust en onlust de richtinggevende beginselen. Beide zijn aan elkaar verwant. Lust lijkt verbonden met het te verwezenlijken verlangen, m.a.w. met een pijn die gelenigd wordt, terwijl onlust gebonden is aan het onvervulbare verlangen. Pijn zijn ze daarmee eigenlijk, als zodanig, beide. De één bedient zich van de 'juiste middelen' de ander van de 'verkeerde'. De één zal wanneer zij voorbij gaat opnieuw een verlangen wekken, de ander volhardt als een niet te stillen smart. Maar er was nog een derde optie voor het voelen: rust. Het gevoel, dat je ook gewaarwording of primaire ervaring kunt noemen is de enige modus waarin de wil zichzelf is. M.a.w. als we ergens naar streven doen we dit alleen om het te ervaren als primaire gewaarwording. Die hebben de drie mogelijkheden van lust *(tamas)*, onlust (ontevredenheid, ambitie: *rajas*), en rust, vrede, veiligheid *(sattva)*. Deze zijn altijd het uiteindelijke object van ieder intentioneel proces, dus van de bewuste wil. De normale werking van de wil richt zich doorgaans op de lust. De mogelijkheid van rust wordt meestal genegeerd. Toch is rust de meest stabiele optie. De geest negeert deze mogelijkheid op grond van zijn dispositie. Maar de (vrije) wil kan zich door onderricht laten overtuigen mits zij (en dan wel weer op grond van dispositie) daarvoor enige ontvankelijkheid toont. Dan begint een leerproces dat twee aspecten heeft: onthechting *(vairāgya)* en oefening om tot rust te komen *(abhyāsa)*. Men onthecht zich van het object van de lusten (wat overigens niet hoeft te betekenen dan men die lusten zou moeten afwijzen wanneer ze zich voordoen – men moet onthecht zijn in zijn intenties, niet de eigen ervaringen afwijzen). Men beoefent yoga in onthechting en men bereikt onthechting door de oefening die yoga is. Die yoga is een omvattende levensdiscipline die acht 'leden' *(aṅga's)* omvat: een ethiek in de omgang met anderen *(yama)*, persoonlijke leefregels die men in acht neemt *(niyama)*, het aannemen van een geschikte houding om de volgende 'leden' te kunnen beoefenen *(āsana)*, het reguleren van de ademhaling *(prāṇāyāma)*, het naar binnen richten van de aandacht *(pratyāhāra)* en vervolgens drie stadia van concentratie of meditatie *(saṁyama)*. Daarvan wordt het eerste *dhāraṇā* genoemd, dat is het richten van de aandacht, het tweede *dhyāna*, dat is het gericht houden van de aandacht en het derde *samādhi*, het opgaan, verzinken in dat waarop men met zijn aandacht is gericht. Wat men in dit alles beoogt is een omkeren van de natuurlijke richting van het intentionele proces, het beheersen van de natuurlijke identificatieprocessen en het vervangen van de verlangde lust door een verlangde rust. De logica hiervan is dat men zodoende de verstoorde balans in het gevoelsleven herstelt op zo'n manier dat men die bewust kan reguleren, er 'heer' over is, in plaats van er aan onderworpen te zijn. De staat die men nastreeft is daarom wel degelijk verschillend van die van het communale 'oergevoel' dat op een oncontroleerbare manier massa's 'bezielt'. In zekere zin is het een uiterst geïndividueerde toestand, die in letterlijke zin 'isolatie' *(kaivalya)* wordt genoemd, maar die men beter zou kunnen vertalen met 'een toestand van geestelijke vrijheid'. Het is een geestelijk 'tot zichzelf komen' waarin men de betekenis van zijn leven duidt in het licht van de verworven vrijheid, die wordt gezien als het 'waarom' van het hele proces dat er naartoe leidt.

In een intentioneel proces is alles gericht op het uiteindelijke doel. Alles wat zich in dit proces op de weg voordoet geeft men alleen betekenis in het licht van dit doel, of het heeft geen betekenis binnen dit proces. Als men op vakantie een wandel- of fietstochtje maakt, hoeft het doel niet altijd zo vast te liggen. Men kan een impuls volgen of zelfs een heel andere richting inslaan dan men van plan was. Wie voor zijn baas op weg is heeft een dergelijke vrijheid niet. Je kunt het wilsproces ook vergelijken met iemand die een duik neemt. Zolang men de adem moet inhouden is men toch min of meer geobsedeerd door het moment dat men weer lucht kan happen. Men heeft geen tijd stil te staan bij de schoonheden van het onderwaterlandschap. Het wilsproces is in zichzelf besloten; het heeft geen ramen die uitzien op de buitenwereld. Het proces kent tijd, maar dit is een immanente tijd die stopt wanneer het proces tot zijn uitwerking is gekomen. Gedurende die tijd staat de ontwikkeling van de persoon – en daarmee de tijd van de omvattende tijdsruimte – stil. Het wilsproces als zodanig ontkent de vrijheid in het afzonderlijke moment. Ieder moment is causaal gedetermineerd vanuit de dwang van het doel. Het is buiten proporties gezwollen zodat het je in je vrijheid belemmert. Het wilsproces is op die wijze een ontkenning van de tijd. Of men zich in zijn leven door verschillende doelen laat motiveren of dat men zich door één enkel doel laat beheersen, in de mate dat men zich door het doel laat domineren is men zijn vrijheid en daarmee de beschikking over zijn tijd kwijt. Het willen is de ontstolen tijd, altijd bepaald door een globale algemeenheid die de volheid van het tegenwoordige, volstrekt enkelvoudige afsluit. Alles wat is, is hier slechts als functie van iets anders.

Ieder proces wordt beheerst door een zekere wetmatigheid. De wijze waarop men handelt bepaalt het doel waar men uitkomt, dus legt het doel waar men wil uitkomen het handelen op een bepaalde manier vast. Het breien van een trui is een goed voorbeeld. Een beetje truiontwerp vereist een gedisciplineerde en regelmatige afwisseling van steken die de voortdurende aandacht vragen. Iedere steek die men laat vallen doet afbreuk aan het uiteindelijk resultaat. Ook bij computers ziet men dat tijdelijke opeenvolgingen van operaties leiden tot een ruimtelijke opbouw van een beeld. Er is één grondidee, die zich zowel uitdrukt in de tijdelijke procedure als in het uiteindelijk te bewonderen en te gebruiken resultaat. Ieder proces heeft zijn wetmatigheid die zich zowel uitdrukt in een vaste procesmatige opeenvolging als in de ordelijke structuur van het resultaat. Die wetmatigheid ligt ook al in de blauwdruk waarin men het proces anticipeert.

Het is een patroon, een regelmaat die je de vorm *(dharma)* van het proces kunt noemen. Ieder bijzonder proces heeft zo'n *dharma*, die zich als dezelfde toont in aandrift, voornemen, daad, verwerkelijking, herinnering en retentie en zo de 'bedwelmende' essentie is van een afzonderlijke wilsdaad.

De yoga doelt op een motivationele omslag die je een bekering zou kunnen noemen en die je losmaakt uit de bedwelming van deze essentie. Ze doelt op een staat van vrijheid waarin men buiten de intentionele processen staat en van waaruit, als vanuit het doel van het levensproces zelf, aan de afzonderlijke daden van het leven een zin kan worden toegewezen. Het lijden onder de dwang verstilt dan in het schouwen van de aan het leven inherente schoonheid. De momenten van het leven veranderen dan in de ontvouwing van die schoonheid die altijd al als motief in het bestaan besloten lag. Daarin openbaart zich het enkelvoudige, bijzondere, dat in het streven naar de algemene doelen van ons handelen altijd al was verondersteld. Iedere stap in deze werkelijkheid – ook al maakte ze ogenschijnlijk deel uit van een doel met een algemene strekking – vestigde een onherroepelijke uniekheid, die, zich vertakkend in de oneindigheid van de voortschrijdende tijd, al deze (geconcipieerde) werelden draagt, en er toch zonder hun bedrog niet was geweest.

Deel I: Verzinking

Het hoofdstuk (over meditatieve verzinking) geeft een definitie van de yoga: het bedwingen *(nirodha)* van de processen *(vṛtti's)* van de wil *(citta)*. Dit bereikt men in meditatieve verzinking *(samādhi)*. De vertaling die ik hier van de verschillende termen geef is allerminst vanzelfsprekend. Het woord *vṛtti* wordt dikwijls vertaald met 'wervelingen' (wat men zich daar ook bij moge voorstellen), *citta* meestal met 'geest' en *nirodha* meestal met 'stopzetten'. Laat ik het eerst hebben over '*vṛtti's*'. Patañjali zegt erover dat ze vijfvoudig van aard zijn: kennen, zich vergissen, verbeelden, diep slapen en zich herinneren. Dit wekt niet direct een associatie met 'wervelingen'. Natuurlijk gaan de *sūtra's* op één of andere manier van het gegeven uit dat de geest (dus in zijn actieve vorm als wil) in een staat van onrust verkeert en dat die onrust tot bedaren moet worden gebracht. Maar ze doelen niet op een toevallige staat van agitatie maar op een structuur van het menselijk (en dierlijk) bewustzijn zelf. Dit bewustzijn is in zijn normale staat praktisch gericht. Vanuit bepaalde noden stelt het zich een doel en zoekt en hanteert vervolgens de middelen die zijn vereist om tot dit doel te komen. Dit praktische bewustzijn is dus een kracht, gewekt door een streven, dat veranderingen beoogt en bewerkstelligt. Ik noem dit praktische bewustzijn daarom liever 'wil' dan 'geest' om duidelijk te stellen dat wat de *sūtra's* hier voor ogen hebben iets anders is dan theoretische bespiegeling. De acten van dit bewustzijn zijn wezenlijk wilsacten. Het praktische denken is nooit neutraal, is niet gericht op theoretische of wetenschappelijke waarheid, maar 'zint' ergens op. Kennis is hier slechts een middel om een doel te verwerkelijken. Dit praktische denken heeft een bepaalde structuur en volgt een vaste procedure. De structuur kan men in een simpel zinnetje weergeven: 'Ik wil dat'. 'Ik' is daarbij het veronderstelde subject van de wil, het concrete individu, een psycho-fysisch complex van lichaam, organen en geestelijke vermogens, iemand die kan handelen en genieten en die handelt omwille van dat genot. Het 'dat' is datgene wat het doel is van mijn willen omdat het mij (al dan niet vermeend) genot schenkt. Dit concrete subject houdt in een fenomenologische analyse, een analyse van enkel dat wat echt als ervaring gegeven is, geen stand. We stellen ons dit subject immers voor als een bepaalde persoon waarmee we vervolgens onszelf identificeren – het is dus eigenlijk een object van ons denken en geen subject. Het treedt op als praktisch subject, maar moet verschillend zijn van het subject dat dit praktische subject als een concreet individu opvat. Het 'ware' subject is dus een ander dan het praktische subject. Het object, het 'dat' waarnaar het praktisch subject streeft, is iets in de toekomst. Anders zou dit subject er niet naar hoeven te streven. Vooralsnog is het dus louter een gedachte en geen werkelijkheid. De wilsrelatie, de 'ik wil dat'-relatie is dus een relatie tussen een vermeend subject en een niet bestaand object, tussen twee niet werkelijke zaken. Het is louter een doorsnede van het denken. Toch is deze relatie, die we met recht een 'virtuele' mogen noemen, de grondslag van iedere praktische bezigheid.

Een doorsnede is niet meer dan een schema van de levende werkelijkheid. Die levende werkelijkheid is het proces van het handelen. Dit wordt niet opgevat als een reeks uiterlijke daden, maar als een transformatie van het praktische bewustzijn, de wil. Die transformatie is het intentionele proces zelf. Ze begint met een onbewuste, dan vaag bewuste aandrift, die rijpt tot de bewuste voorstelling van iets dat men zich voorneemt. Dit voornemen motiveert de daden. Die verwerkelijken het begeerde, zodat men het kan genieten. De genieting beklijft als een herinnering en zinkt vervolgens achter de horizon van het bewustzijn. Misschien valt men dan in een tevreden, diepe slaap. Daar in die diepe slaap houdt niet alles op. Onder de waterspiegel van het bewuste leven heeft zich het sediment afgezet van deze hele intentionele procedure. Het is het sediment van een weten. Aangezien de handeling is geslaagd weet men voortaan wat te doen om 'het' voor elkaar te krijgen. En dit weten stempelt toekomstig handelen, toekomstige wilsprocessen in de vorm van een neiging. Het principe is simpel: het volgen van een bekende procedure is simpeler dan het volgen van een onbekende. En de wil volgt de weg van de minste weerstand. 'Wil' is immers helemaal niet zo dol op uitdagingen. Daar is ze veel te lui voor.

Bij het ontwaken manifesteert de neiging zich opnieuw als een vaag bewuste aandrift en beginnen de wilsprocessen wederom. Als dat 'wervelen' is, vooruit! De aandrang in wilsprocessen wordt dus gestuurd door een neiging en de neiging grondt in een onbewust weten. In mijn diepe slaap is dus kennelijk 'iemand' tegenwoordig die weet, een 'iemand' die geen concrete persoon is, 'iemand' die niet als individu wordt opgevat. Laten we hem de 'stille getuige *(sākṣī)* op de achtergrond' noemen. Hij is tegenwoordig, zelfs in het verborgene, maar ook wanneer de 'virtuele' persoon handelt is deze getuige onopgemerkt opmerkend daarbij. Hij is de zich wegcijferende werkelijkheid zonder welk er geen virtualiteit mogelijkheid is, de bescheidenheid zelf. Je zou kunnen zeggen: het metasubject in ieder 'ik wil dat'. Het subject dat schuilgaat achter iedere wilshandeling.

Dit subject noemt Patañjali *draṣṭṛ* (waarnemer) of *puruṣa* (bewustzijnskern, transcendentaal subject of, zo u wilt: ziel). Omdat het het enige niet virtuele in de processen van ons praktisch handelen, m.a.w. onze ware kern is, is het jammer dat deze waarheid ongezien blijft achter de projecties van ons virtuele subject, helemaal omdat we ons virtuele subject voor de werkelijkheid houden en zodoende letterlijk in onwetendheid ronddolen. Het is een toestand van vervreemding die wellicht een maatschappelijke oorzaak kan hebben, een thema dat Patañjali laat rusten op één enkele zeer bedekte verwijzing (naar grondeigendom) in het vierde hoofdstuk na.

Yoga dient om deze ongeziene kern bloot te leggen. Dat kan alleen door de intentionele processen met hun virtuele componenten te bedwingen, zodat er een kalmte overblijft die men *sattva* of ook wel *buddhi* noemt. Weinigen hebben begrepen dat het hier om het gevoel gaat. Je zou ook kunnen spreken van de 'gewaarwording'. We moeten dan denken aan de primaire gegevens zoals die door de zintuigen worden aangeleverd vóórdat zij op één of andere manier door de wil op hun nut worden geselecteerd en worden geïnterpreteerd, vóórdat men erop 'zint'. De grond van al deze primaire gewaarwordingen, van dit 'Gewuehl der Empfindungen' is de driewaardigheid van alle voelen: lust, onlust, rust. Iedere gewaarwording wordt als één van de drie vastgesteld en wordt aldus uitgangspunt van het willen. Het gevoel is dus de grond van het willen. Lust, onlust en rust zijn eigenlijk de ondersoorten van het gevoel. Op zichzelf genomen, in een onthechte waarneming, tonen ze zich als wat ze zijn zonder dat ze een intentioneel proces in beweging zetten. Als ze zich zo tonen als wat ze zijn, dan spiegelen ze dat wat is, hij die is, de stille getuige, of, zo u wilt, de ziel. Als de yoga deze ziel wil tonen, is de vraag dus: hoe breng ik het gevoel zó tot rust dat er geen pijnvliedende en lustzoekende bewegingen ontstaan. Want in dergelijke bewegingen worden concrete individuen gehypostaseerd (verondersteld) en doelen geprojecteerd en ontstaat aldus de 'ik wil dat'-relatie. Naast andere, min of meer van het toeval afhangende antwoorden op deze vraag, geeft Patañjali één systematisch antwoord: *door meditatie*. In meditatie bedwingt men de wilsprocessen zodat zij niet door lust en onlust op hol slaan. Die meditatie impliceert onthechting *(vairāgya)* en oefening *(abhyāsa)* (1.12 e.v.) en doorloopt een aantal stadia. De eerste hiervan wordt *samāpatti* (wat ik met 'op zijn plaats vallen' wil vertalen) genoemd. Hierin doet alles zich voor als wat het is. Het is een toestand van reflectie, die zich daardoor kenmerkt dat de angel van de doelgerichtheid uit de wilsprocessen wordt getrokken, waardoor ze veranderen in 'wilsprocessen' (tussen aanhalingstekens). Het begeerde lustobject verandert in een 'lustobject-gedachte'. In een soort kortsluiting van de wil worden doelgerichte wilsprocessen zelf het doel, het object waarop de aandacht zich richt. Het proces wordt fenomenologisch 'tussen haakjes gezet', en daarmee gezien als 'dat wat is' en niet als 'iets dat ergens op doelt' (1.41-42). Aangezien echter ook dit proces van reflectieve omkeer een wilsdaad is, heeft ze gevolgen. De werkelijkheid kan niet blijven wat ze is, als ze 'niet van zins' is. Ze verliest haar overbodige attributen, nl. de herinnering (en de verwachting) die iedere ontwikkelingsgang begeleiden. Nu de ontwikkeling gestopt is, zijn ze niet meer nodig en verdwijnen. Dan blijft alleen het 'ding' als zodanig, als 'zuivere' intentie over, als louter 'overwogen' betekenis (1.43). Die betekenis lost vervolgens op in haar samenstellende delen (1.44): de acten van zingeving. En de acten van zingeving lopen dood daar waar geen teken meer is om zich op te richten (1.45). Dit is zeker hetzelfde als wat Husserl het 'Experiment der Weltvernichtung' (experiment van de wereldvernietiging) noemde. Dan is men in een toestand van trance gekomen die 'absorptie met kiem' *(sabījasamādhi)* wordt genoemd (1.46). Dat wil zeggen, het bewuste deel van de persoonlijkheid is vrij van intentionele processen, leeg, zou men kunnen zeggen. Maar het is 'aandacht' dus zelf een intentie, hoewel een lege. Daarin ligt, aldus Patañjali, vrede, maar het is ook het begin van de wijsheid (1.47-8). Omdat achter de horizon van de bewuste aandacht latent nog verworven neigingen of disposities *(saṁskāra)* kunnen sluimeren, kan men nog uit die leegte worden gewekt tot normale intentionele activiteit, b.v. door een geur, een geluid, een aanraking. Het gevoel kan weer tot projecties worden gestimuleerd. Men zal bewust in het onbewuste moeten afdalen om deze disposities te deconstitueren in een diepe zelfkennis. Dat is absorptie zonder kiem *(nirbījasamādhi)* (1.51).

1.1. atha yogānuśāsanam.
1.2. yogaś citta-vṛtti-nirodhaḥ.
1.3. tadā draṣṭuḥ svarūpe'vasthānam
1.4. vṛtti-sārūpyam itaratra.
1.5. vṛttayaḥ pañcatayyaḥ kliṣṭākliṣṭāḥ:
1.6. pramāṇa-viparyaya-vikalpa-nidrā-smṛtayaḥ.
1.7. pratyakṣānumānāgamāḥ pramāṇāni.
1.8. viparyayo mithyājñānam atadrūpa-pratiṣṭham.
1.9. śabdajñānānupātī vastu-śūnyo vikalpaḥ.
1.10. abhāva-pratyayālambanā-vṛttir nidrā.
1.11. anubhūta-viṣayāsaṁpramoṣaḥ smṛtiḥ.
1.12. abhyāsa-vairāgyāgbhyāṁ tan-nirodhaḥ.
1.13. tatra sthitau yatno 'bhyāsaḥ.
1.14. sa tu dīrghakāla-nairantarya-satkārāsevito dṛdha-bhūmiḥ.
1.15. dṛṣtānuśravika-viṣaya-vitṛṣṇasya vaśīkāra-saṁjñā vairāgyam.
1.16. tat-paraṁ puruṣa-khyāter guṇa-vaitṛṣṇyam.

1.1. Aandacht nu voor het onderricht in de yoga.
1.2. Yoga is het bedwingen van de wilsprocessen.
1.3. Als dat gebeurt is toont de ziel zich in zijn ware gedaante.
1.4. Anders past de ziel zich aan aan de wilsprocessen.
1.5. Wilsprocessen – kwellend en niet kwellend – zijn vijfvoudig:
1.6. weten wat je moet doen om iets te bereiken, het dwalen, de verbeelding, de droomloze slaap en de herinnering.
1.7. Het praktische weten valt uiteen in waarneming, gevolgtrekking en religieuze overlevering.
1.8. De dwaling stelt iets onwerkelijks voor.
1.9. De verbeelding heeft geen werkelijk object. Ze wordt opgeroepen bij het horen van een woord.
1.10. De slaap is een proces van de wil dat geen object heeft.
1.11 De herinnering is het vasthouden van een voorbije ervaring.
1.12. Men kan deze wilsprocessen bedwingen door oefening en onthechting.
1.13. Oefening noemen we dan de inspanning om die wilsprocessen tot stilstand te brengen.
1.14. Die oefening heeft een stevige basis wanneer ze lang en zonder onderbreking wordt aangehouden en intensief en met zorg wordt bedreven.
1.15. Onthechting is de zelfbeheersing van iemand die niet verlangt naar dingen die je kunt zien of horen.
1.16. De hoogste vorm van onthechting is de toestand waarin men niet langer wordt bewogen door de elementaire driften. Die onthechting kun je bereiken door je ziel te leren kennen.

1.17. vitarka-vicārānandāsmitā-rūpānugamāt saṁprajñātaḥ.
1.18. virāma-pratyayābhyāsa-pūrvaḥ saṁskāra-śeṣo 'nyaḥ.
1.19. bhava-pratyayo videha-prakṛtilayānām.
1.20. śraddhā-vīrya-smṛti-samādhi-prajñā-pūrvaka itareṣām.
1.21. tīvra-saṁveganām āsannaḥ.
1.22. mṛdu-madhyādhimātratvāt tato 'pi viśeṣaḥ.
1.23. īśvara-praṇidhānād vā.
1.24. kleśa-karma-vipākāśayair aparāmṛṣṭaḥ puruṣa-viśeṣa īśvaraḥ.
1.25. tatra niratiśayaṁ sarvajña-bījam.
1.26. sa eṣa pūrveṣām api guruḥ kālenānavacchedāt.
1.27. tasya vācakaḥ praṇavaḥ.
1.28. taj-japas tad-artha-bhāvanam,
1.29. tataḥ pratyakcetanādhigamo 'py antarāyābhavaś ca.

1.17. Je kunt wilsprocessen beheersen terwijl je je nog altijd bewust bent van onderscheidingen. Dan zijn er nog altijd egobesef, genoegens, rede en verstand.

1.18. Nadat men eerst heeft geoefend om de wil tot rust te brengen, komt men tot een andere vorm van wilsbeheersing, die zich kenmerkt door de aanwezigheid van een rest van onbewuste neigingen.

1.19. Voor hen die in hun oorsprong zijn opgelost en voor hen die lichaamloos zijn (goden) is zelfbeheersing een natuurlijke toestand.

1.20. Voor anderen is die beheersing een gevolg van vertrouwen, moed, meditatieve aandacht, concentratie en wijsheid.

1.21. Ze ligt binnen het bereik van energieke en intelligente mensen.

1.22. Maar zelfs bij die mensen zie je een verschil tussen de zwakkeren, middelmatigen en de uitblinkers.

1.23. Je kunt de wilsprocessen ook bedwingen door godsdienst.

1.24. God, opgevat als een persoon, heeft geen last van aantastingen, neigingen en karmische gevolgen.

1.25. Hij bezit het het onovertroffen zaad van het al-bewustzijn.

1.26. Hij is zelfs de leraar van hen die ons voorgingen, aangezien hij niet door tijd is gebonden.

1.27. Het woord 'oṁ' behoort Hem toe.

1.28. Door dit woord te prevelen en op de betekenis ervan te mediteren,

1.29. realiseert men een introverte geest en verwijdert men de hindernissen.

1.30. vyādhi-styāna-saṁśaya-pramādālasyāvirati-bhrānti-darśanālabdha-bhūmikatvānavasthitatvāni citta-vikṣepās te 'ntarāyāḥ.
1.31. duḥkha-daurmanasyāṅgam-ejayatva-śvāsa-praśvāsā vikṣepa-sahabhuvaḥ.
1.32. tat-pratiṣedhārtham ekatattvābhyāsaḥ.
1.33. maitrī-karuṇā-muditopekṣāṇāṁ sukha-duḥkha-puṇyāpuṇya-viṣayānāṁ bhāvanātaś citta-prasādanam.
1.34. pracchardana-vidhāraṇābhyāṁ vā prāṇasya.
1.35. viṣayavatī vā pravṛttir utpannā manasaḥ sthiti-nibandhanī,
1.36. viśokā vā jyotiṣmatī,
1.37. vītarāga-viṣayaṁ vā cittam,
1.38. svapna-nidrā-jñānālambanaṁ vā,
1.39. yathābhimata-dhyānād vā.
1.40. paramaṇu-parama-mahattvānto 'sya vaśīkāraḥ.

1.30. Deze hindernissen worden gevormd door de volgende vormen van geestelijke verval: ziekte, apathie, twijfel, achteloosheid, luiheid, onbeheerstheid, verkeerde opvattingen, geen vooruitgang kunnen boeken, en labiliteit.

1.31. Pijn, frustratie, trillen van het lichaam en zware ademhaling zijn de symptomen van deze vormen van verval.

1.32. Om ze weerstaan moet men zijn inspanningen richten op een enkel iets.

1.33. Het cultiveren van vriendelijkheid, mededogen, opgewektheid en gelijkmoedigheid betreffende geluk en leed, goed en kwaad, kalmeert de wil.

1.34. Dit kalmeren van de wil kan ook worden bereikt door het uitblazen of inhouden van de adem.

1.35. Of het denken kan kalm worden wanneer een plan, dat zich op een bepaald iets richt, gestalte krijgt,

1.36. of wanneer dit plan stralend en opgewekt is,

1.37. of ook wanneer de wil zich mensen zonder verlangens tot voorbeeld stelt,

1.38. of wanneer de wil rust in het droom- of slaapbewustzijn.

1.39. Kortom, het denken kan kalmeren door elke meditatie naar believen.

1.40. De zelfcontrole van een dergelijk beheerst willen reikt van het kleinste tot grootste.

1.41. kṣīṇavṛtter abhijātasya iva maner grahītṛ-grahaṇa-grāhyeṣu tat-stha-tad-añjanatā samāpattiḥ.
1.42. tatra śabda-artha-jñāna-vikalpaiḥ saṅkīrṇā savitarkā samāpattiḥ.
1.43. smṛti-pariśuddhau svarūpaśūnyevārtha-mātra-nirbhāsā nirvitarkā.
1.44. etayaiva savicārā nirvicārā ca sukṣma-viṣayā vyākhyātā.
1.45. sūkṣma-viṣayatvaṁ cāliṅga-paryavasānam.
1.46. tā eva sabījaḥ samādhiḥ.
1.47. nirvicāra-vaiśāradye 'dhyātma-prasādaḥ.
1.48. ṛtaṁbharā tatra prajñā.
1.49. śrutānumāna-prajñābhyām anyaviṣayā viśeṣārthatvāt.
1.50. taj-jaḥ saṁskaro 'nyasaṁskāra-pratibandhī.
1.51. tasyāpi nirodhe sarvanirodhān nirbījaḥ samādhiḥ.

1.41. In de kenner, het kenproces en wat gekend wordt, neemt de meditatieve verzinking telkens de vorm aan van wat zich voordoet, net zoals een onbewogen zuiver juweel de omgeving onvertekend weerspiegelt.
1.42. Deze meditatieve verzinking gaat gepaard met gedachten, wanneer ze gemengd is met het bewustzijn van woorden, voorstellingen en betekenissen.
1.43. Gereinigd van herinnering, bevrijd als het ware van haar eigen vorm, is het de gedachteloze verzinking, die louter de zaak weerspiegelt.
1.44. Dit verklaart ook een meditatieve verzinking – met of zonder gedachten – waarbij men zich concentreert op een *immaterieel* object.
1.45. Het hoogste immateriële iets heet 'het tekenloze'. Dat is de natuur, de bron waaruit de levensdrang opwelt.
1.46. Deze meditatiestadia worden meditatieve verzinking *met kiem* genoemd.
1.47. In de helderheid van de verzinking die niet gepaard gaat met gedachten ligt innerlijke vrede.
1.48. Daarin ligt de wijsheid die de wereld schraagt.
1.49. Deze wijsheid richt zich op iets anders dan wat vervat ligt in religieuze openbaring en logisch redeneren. Want ze dient een bijzonder doel,
1.50. namelijk het tegengaan van in neigingen grondende aandriften door er andere tegenover te stellen.
1.51. Wanneer zelfs deze laatste aandriften bedwongen zijn, resulteert dat – omdat alles dan bedwongen is – in de *kiemloze* verzinking.

Commentaar

1.2. Het woord *vṛtti* wordt hier vertaald met 'wilsproces'. Dat is een betekenis-, zinvol, d.w.z. op de verwerkelijking van iets gericht denkproces. De meeste vertalingen gaan voorbij aan de specifieke betekenis die het woord hier moet hebben en vertalen: 'vibraties', 'fluctuaties' (Feuerstein), onrust, werveling of dergelijke meer. Dat het niet gaat om een 'onrust' zonder meer, blijkt uit het vijfvoudige onderscheid dat Pantañjali in het vervolg aanbrengt. Hieronder vallen de *middelen van het correcte praktische kennen*, de diepe *slaap* en de *herinnering*, naast *vergissing* en *fantasie*. Die kan men niet gelijk stellen met 'onrust'. Ook een woord 'fluctuaties' is hier vertroebelend. Men zou 'toestanden van de geest kunnen vertalen', maar dit is te algemeen. Leerlingen vroegen mij eens waarom hier niet het 'gevoel' wordt genoemd. Dat is m.i. omdat het 'gevoel' als zodanig geen *vṛtti*, geen intentioneel proces is. Een gevoel is in het bewustzijn gegeven als wat het is. Het wordt niet geïnterpreteerd als iets dat al dan niet een nut voor mij heeft, althans niet in zoverre het als gevoel gegeven is.

Om te begrijpen waar het hier om gaat, moet men iets begrijpen van de *fenomenologie* van de ervaring. De Duitse filosoof Edmund Husserl analyseerde in de eerste helft van de 20e eeuw de structuur van de ervaring. Een dergelijke analyse noemde hij 'fenomenologie'. Hij concludeerde dat aan onze ervaring primaire ervaringsfenomenen gegeven zijn, gewaarwordsels, om zo te zeggen. Het zijn de kleuren, geluiden, pijnen, genotgevoelens zoals die er zouden zijn als we niet over het vermogen zouden beschikken die te duiden. We zouden rood zien, maar niet kunnen zeggen: dat is rood, dat is een rode roos en die zelfde rode roos ruikt ook lekker. Om dat te kunnen moeten we die gewaarwordsels opvatten, duiden of interpreteren. Dat is een functie van het denken en niet langer van het gevoel of de gewaarwording. In India zag men dit denken altijd als gespannen voor de kar van één of ander belang. Wij interpreteren onze gewaarwordingen niet belangeloos. Interpretatie is daarom, stelde men, 'gebonden' dus onvrij. Dat in tegenstelling tot het loutere voelen of gewaarworden. Om vrij te kunnen zijn moet men derhalve zijn neiging tot interpreteren kunnen bedwingen. Wilsprocessen zijn dus ervaringen waarbij interpretatie plaats vindt, d.w.z. beoordeeld wordt wat voor nut het in de ervaring gegevene voor ons heeft.

1.3. In de fenomenologie wordt een onderscheid gemaakt tussen de waarnemer, de waarneming en het waargenomene. Een dergelijk onderscheid vinden we ook hier. Husserl stelde dat er een 'transcendentaal subject' van de waarneming moet worden onderscheiden dat moet worden gesteld tegenover de waargenomen inhoud en het proces van de waarneming waarin die inhoud wordt geduid. Dat transcendentale subject of ego is niet een concrete persoon. Het is de loutere 'ik-functie' die in iedere waarneming van ieder mens hetzelfde is. Patañjali duidt een dergelijke ik-functie of transcendentaal ego aan als *draṣṭṛ* (de ziener, de kijker). In een intentioneel proces, een betekenisvol denkproces, heeft volgens Husserl een ervaring de structuur 'ik zie dat', b.v. 'ik zie een roos'. Daarbij doet zich in het denkproces een dubbele interpretatie voor. De zintuiglijke gewaarwordsels van kleuren en geuren worden geïnterpreteerd als 'roos', iets wat in een maatschappelijke context een bepaalde betekenis voor mij heeft. Maar het 'ik' wordt eveneens geïnterpreteerd, en wel als 'mij', een bepaalde persoon met een naam en een bepaalde maatschappelijke positie, leeftijd e.d. Patañjali schijnt hier te willen zeggen, dat wanneer de interpretatie van het ervaringsobject achterwege blijft, ook die van het 'ik' achterwege blijft. Het zuivere bewustzijn blijft achter met zijn zuivere gevoels- of gewaarwordingsinhoud. Dit vermogen van het zuivere 'voelen' wordt door Patañjali aangeduid met *sattva* als synomiem van *buddhi* en, in mijn opinie ook met *citi,* als *buddhi* in potentiële vorm. Wanneer men zich aldus terugtrekt uit iedere interpretatie, ontstijgt men ook de maatschappelijke wereld, het waarnemen is volstrekt alleen met zichzelf en onaantastbaar. Het is, zoals Husserl het uitdrukt, het residu van het denkexperiment van de 'wereldvernietiging', het is de onvernietigbare rest, het oergegeven van het bewustzijn. Patañjali spreekt bijna een paar duizend jaar eerder kennelijk over hetzelfde.

1.6-10. Nu we de aard van een *vṛtti* hebben omschreven als een wilsproces, ook wel genoemd een 'intentioneel proces', levert de diepe slaap als intentioneel proces een probleem. Als zuiver voelen geen intentioneel proces is dan geldt dat voor de slaap toch des te meer?

Nu is de diepe slaap in het Indiase denken al vanaf de Oepanishaden een theoretisch probleem geweest. Men is ergens anders geweest, maar weet bij het ontwaken niet waar. Of, als de slaap werkelijk een onderbreking van mijn identiteit is, hoe komt het dan dat ik als ik wakker ben weer, of nog, dezelfde persoon ben? Kennelijk is er, zo redeneert men, ook in de diepe slaap een continuïteit van de intentionele (wils)processen, anders is de continuïteit van mijn persoon onverklaarbaar. De oplossing die Patañjali kiest, is te stellen dat de slaap een intentionele grenswaarde is. Het is die fase van het intentioneel proces waar het licht uit is, dat zich in het onbewuste afspeelt. Het transcendentale ik kan alleen waarnemen in de spiegel van het gevoel, de gewaarwording. Als het gevoel, de gewaarwording leeg is, neemt het dus niets waar. Omdat het wils*proces* een proces van ogenblik tot ogenblik is, kan het gevoel worden onderbroken. Maar interpretaties zijn niet momentaan, zij strekken zich uit in een proces dat fasen doorloopt. Sommige van die fasen zijn op één of andere manier bewust, andere niet. De eenheid van een intentioneel proces bestaat in een bepaalde vorm *(dharma)*. Deze kan onbewust zijn in de vorm van een 'retentie' *(vāsanā)* of van een 'dispositionele motivatie' *(saṁskāra)*. De retentie is het residu van de herinnering, de dispositionele motivatie is de kracht van het verlangen of de drift, of ook het momentum, de voorwaartse drang van de natuur zelf, die uit de retentie weer een motief tot handelen schept. Dit duurt door de diepe slaap heen. Het wordt in de diepe slaap op een onbewuste wijze in de wil vastgehouden totdat het bij het ontwaken weer bewust wordt, eerst als b.v. de voorstelling van, c.q. het voornemen tot een ontbijt, vervolgens als het daadwerkelijke genot ervan en tot slot als een tevreden herinnering. Dan beklijft het weerom als onbewuste retentie. Dan slaapt één *vṛtti*, maar een andere kan actief zijn. In de slaap zijn alle tegelijk slechts potentieel. De vijfvoudigheid [1.5.] van de *vṛtti's* moet men m.i. dus beschouwen als de vijf (of eigenlijk vier) fasen die een *dharma* (of vorm) in het bewustzijn doorloopt: aandrift (slaap, *nidrā*), voornemen (voorstelling, *vikalpa*), bewust handelen en genieten *(pramāṇa)*, herinnering, retentie (slaap, *nidrā*). Bij een mislukte handeling neemt de vergissing (de verkeerde procedure) de plaats in van 'de juiste kenmiddelen' (*pramāṇa*, bewust handelen en genieten, de juiste procedure). Voor *dharma* zie begin derde hoofdstuk.

1.7. *Pramāṇa* wordt wel vertaald als 'het juiste kennen'. Dat we er hiermee niet helemaal komen, blijkt al uit de bespreking onder het vorige punt, waar ik termen gebruik als 'juiste kenmiddelen', 'juiste procedure', 'bewust handelen en genieten'. Waar het om gaat is dat ik moet weten wat te doen om te krijgen wat ik wil. Die kennis kan ik krijgen door ervaring, maar ook door juist redeneren of door te vertrouwen op religieuze voorschriften (het middel voor wie niet beschikt over de nodige ervaring en ook niet kan denken). Dit kennen staat tegenover *jñāna*, het kennen dat een bevrijdend karakter heeft, op zich zelf staat en niet wordt gekenmerkt door een doel-middel structuur.

1.9. *Vikalpa*, hier vertaald als 'verbeelding', zou men ook mogen vertalen als 'voorstelling', 'voornemen'. Men kan zich voorstellingen maken van functionele en niet functionele dingen. Deze voorstellingen worden voornemens wanneer ze de bewuste motivatie gaan vormen van het handelen.

1.16. Patañjali verwijst hier naar de filosofie die aan de basis ligt van zijn yogaleer, nl. de filosofie van het *Sāṁkhya*. Deze maakt een onderscheid tussen twee basisbeginselen, ten eerste de zgn. *prakṛti*, het levenssubstraat. Daarmee duidt deze filosofie het vermogen tot voelen of gewaarworden – en in het verlengde daarvan tot verlangen en denken – aan waarover we spraken onder 1.2 en 1.3. Dit vermogen bestaat in drie onderscheiden krachten, die *guṇa's* worden genoemd, te weten: *sattva*, *rajas* en *tamas*. *Sattva* is – of is de kracht verantwoordelijk voor – het voelen of gewaarworden, *rajas* is de dynamiek, de scheppingsdrang of nieuwsgierigheid die voorwaarde is voor het opvatten van iedere nieuwe doelstelling – iets dat inherent is aan ieder intentioneel proces, waarin men bewust of onbewust 'projecten *(vṛtti's)* opzet'. *Tamas* is de indolentie die niet verder wil en zich hecht aan het genot van wat er is. Het is wezenlijk het lustprincipe dat aan de pijn die inherent is aan alle ontwikkeling probeert te ontkomen. *Sattva* is het 'geestlicht', het 'heldere veiligvoelen', dat *rajas*, de voorwaartse impetus en ontwikkelingsdrang mogelijk maakt. *Tamas* is wat de ambitie tempert en daarmee de voorwaartse ontwikkeling remt en in een cirkel of spiraalvorm dwingt. Al deze krachten tezamen conditioneren de routinematige (molen)gang van het dagelijks leven. Je niet laten bewegen door de elementaire krachten (of oerdriften) betekent dus in de eerste plaats je niet laten leiden door nieuwsgierigheid of lust en een distantie tot de inhoud van de gewaarwording, waardoor die, zoals we gezien hebben, op zichzelf komt te staan. Die distantie vindt zijn oorsprong in een kennis van de ziel *(puruṣa)*. Deze ziel is een andere term voor het transcendentale ik dat eerder werd aangeduid als *draṣṭṛ*. Zij is de enige getuige die de gewaarwording als zodanig kan bevestigen en die daarom de transcendentale vooronderstelling is van ieder intentioneel proces. We kunnen ook spreken van een 'bewustzijn als zodanig'. Deze ziel komt tot zelfkennis in de spiegel van *sattva* of *buddhi*, het gevoelsvermogen waarin zich geen gewaarwording toont. Volgens de *Bṛhadāraṇyaka-Upaniṣad* vindt die zelfgewaarwording plaats in de diepe slaap, wanneer zich geen gevoelsinhoud presenteert. Die zelfgewaarwording van de ziel of het zuivere bewustzijn in het gevoel, is de kennis die tot distantie (*vaiṭṛṣnya*, Husserls *epochè*) voert, zelfs ten aanzien van de twee meest elementaire driften van lust en nieuwsgierigheid.

1.17. Patañjali wil hier fasen onderscheiden in het bedwingen van intentionele processen. Een eerste fase is wanneer men de angel van het eigenbelang – die de intentie schiep – eruit trekt. De intentie is er dan nog wel in al zijn facetten van persoonlijk ego *(asmitā)*, vreugden *(ānanda)*, bespiegelingen (rede, *vicāra*) en overwegingen (verstand, *vitarka*), maar is a.h.w. steriel geworden. Men schouwt haar eerder dan dat zij actief werkzaam zou zijn.

1.18. Een bedwinging van intentionele processen waarbij het denken zelf tot stilstand komt, maar de dispositionele motieven *(saṁskāra's)* in het onbewuste en de slaap nog altijd blijven bestaan. Zie 1.6.

1.19. Die toestand van 1.18 zou de natuurlijke toestand zijn van iemand in diepe meditatie. Zo interpreteer ik 'voor wie in hun oorsprong zijn opgelost'. Dat zijn de mensen die hun gewaarwordingen 'op zichzelf gesteld hebben' en die vervolgens in een nietgewaarwording hebben laten overgaan. Het is een soort bewust ingaan in de diepe slaap. Daarin liggen nog altijd de disposities die weer actief zullen worden bij het ontwaken of bij positieven komen. 'Lichaamslozen' zouden goden kunnen zijn, maar plausibeler mensen die 'bevrijd' zijn en niet aan het lichaam hechten.

1.24. Patañjali maakt duidelijk hoe men God moet opvatten, nl. als een persoon, een wezen dat in staat is tot zelfbewustzijn maar hij is vrij van de haarden *(āśaya)* van schadelijke disposities *(kleśakarman)* en hun gevolgen *(vipāka)*. Onder haarden *(āśaya)* zullen we hier het substraat van de transmigratie moeten verstaan, hetgeen in het contemporaine boeddhisme '*ālaya-vijñāna*' (opslagbewustzijn) werd genoemd. Bij de boeddhistische denker Asaṅga wordt dit omschreven als een soort lijmstok waaraan zich vormen *(dharma's)* hechten in de vorm van retenties en disposities (residu van de herinnering). 'Slechte' disposities, die welke de cirkels van het dagelijks bestaan en van wedergeboorte in stand houden, zijn 'besmet' door zgn. 'aantastingen' *(kleśa's)*. Daarover in het tweede hoofdstuk meer. Onder 'God' moet men dus iemand verstaan die alleen beschikt over goede, niet tot sleur en wedergeboorte leidende disposities. Het zou een mens kunnen zijn. De gedachte van een hemelse schepper is hier zeker niet geïmpliceerd.

1.25. Vertaald is hier 'zaad van het al-bewustzijn' voor *sarvajñabīja* in plaats 'zaad van alwetendheid', in de overtuiging dat hier slechts een bewustzijn bedoeld is dat 'voor alles open staat'.

1.26. Een dergelijke persoon zonder kwade disposities is de 'goede meester' van alle tijden.

1.27. Het woord '*oṁ*', '*praṇava*' met een meer technische term, symboliseert het 'al', aangezien het is opgebouwd uit de totaliteit van klank. De theorie is dat alle klinkers tezamen 'o' opleveren en alle medeklinkers tezamen de nasale klank 'ṁ'.

Daarmee vat dit woord het geheel van mogelijke klanken met hun betekenissen samen. Het universum is weer het geheel van betekenissen. Een andere manier dus om het 'al-bewustzijn' van God aan te duiden.

1.29. '*Oṁ*' is vanwege zijn alles-insluitendheid een ideaal meditatieobject en ook ideaal als *mantra* om te prevelen. De vermeende resultaten worden opgesomd in 1.30.

1.32. Zoals de *praṇava*(*oṁ*)-*mantra*.

1.33. Ik vertaal 'kalmeert de wil' voor ablatief (naamval die verwijdering of reden aangeeft) +*cittaprasādanam*. Ik vertaal '*citta*' dus met 'wil' in plaats van 'geest' zoals gebruikelijk is. Ik ben daarbij uitgegaan van de volgende overweging. Vergelijking van woorden waarin de stam '*cit*' voorkomt leert mij dat deze woorden eerder duiden op iets met 'leven', 'verlangen' of 'willen' dan op een puur waarnemend bewustzijn. Deze stand van zaken wordt ook bevestigd door de Yogasūtra zelf. De *draṣṭṛ*, de zuivere waarnemer, het bewustzijn als zodanig of het transcendentale subject, staat hier immers tegenover het *citta*, dat staat voor het geheel van de wils(intentionele)processen. Deze zijn alle doelgericht, strevend. De term 'wil' lijkt dan de zaak correcter uit te drukken dan 'geest'. Dezelfde overweging dringt mij de term '*citi*' te vertalen als 'zuivere wil', iets wat nog meer omstreden is. Het impliceert dat *citi* op iets anders duidt dan *draṣṭṛ*. Men is gewend beide te identificeren. Verantwoording in hoofdstuk vier.

1.35. De *manas*, het denken, duidt op de intentionaliteit in engere zin, het voorstellen dat zich bewust verlangend en willend op het voorgestelde als doel richt. De uitdrukking *viṣayavatī pravṛtti* heeft velen voor problemen gesteld. De meeste vertalen met de klassieke commentator Vyāsa zoiets als 'bovennatuurlijke waarneming'. Vyāsa heeft m.i. teveel vreemde suggesties om hem als onwankelbare autoriteit te beschouwen. Ik volg hem daarom zelden. Ik probeer eerder iedere volgende *sūtra* te interpreteren als een nadere precisering van een vorige. Dat levert veel op. Ook geef ik een 'normale' verklaring de voorkeur boven een bovennatuurlijke. *Pravṛtti* vertaal ik daarom als 'voornemen', eventueel 'project', het beginnen met het uitwerken van een plan dat zich op een concreet object richt *(viṣayavatī)*. Iedereen kan waarschijnlijk uit eigen ervaring bevestigen dat dit rustgevend werkt. Men kan zich concentreren omdat de vraag 'wat moet ik doen?' is ingevuld.

1.41. Patañjali gebruikt voor de 'meditatieve verzinking' de termen *samāpatti* en *samādhi*. Het schijnt dat hij hier het woord *samāpatti* gebruikt voor het stadium van beginnende meditatie dat ook werd aangeduid in 1.17. nl. waar de intentie gezuiverd wordt van persoonlijk belang. De ervaring wordt door dit belang dan niet langer vertekend en valt op zijn plaats. De kenner, het kenproces en het gekende *(grahitṛ, grahaṇa* en *grāhya)* worden 'tussen haakjes geplaatst' en waargenomen voor wat zij zijn. Dit is een zuiver reflectieve houding, maar nog altijd een reflectief zijn in de wereld.

1.42, 1.43. 'Reflectief zijn in de wereld', Patañjali duidt dit aan als '*savitarka samāpatti*', men heeft daarbij nog altijd voorstellingen en is zich bewust van woorden en betekenissen. Zonder deze woorden, betekenissen en voorstellingen blijft slechts de zuivere gewaarwording, de zaak zelf, over. Het bewustzijn trekt zich verder op zichzelf terug.

1.44. Zo kan men ook mediteren op niet materiële objecten, waarbij men al dan niet de mentale activiteit kan inschakelen. Ook hier toont zich bij een uitschakelen van de mentale functie de 'zaak zelf', het bewustzijn van het fenomeen als zodanig.

1.45. Een volgende stap in de meditatie lijkt te zijn een oplossen van dat wat men zich in de meditatie voorhoudt in haar oorsprong. Dat is de wilsgrond, de *prakṛti*, de drift van het leven zelf, die hier wordt aangeduid als *aliṅga*, het tekenloze.

1.46. Dit heet *sabīja samādhi*, meditatieve verzinking mét kiem. Want net als in de slaap is er dan weliswaar geen actief bewustzijn van enig iets, maar onbewuste fasen van intentionele processen zijn nog altijd gaande. Er is slechts een afwezigheid van enige actieve fase van een intentioneel proces. Maar in de diepte van de geest spelen nog onbewuste processen die zich te zijner tijd manifesteren. Dit komt omdat er nog altijd dispositionele motieven van een bepaalde 'vorm' werkzaam zijn.

1.47–1.49 Patañjali probeert het belang van deze vorm van *samādhi* aan te geven door haar aan te duiden als bron van innerlijke vrede en wijsheid. Die wijsheid draagt, fundeert het *ṛta*, de wereldorde, ook wel vertaald als waarheid. Men ontwaart in die stilte kennelijk de 'ware zin van het bestaan' en vanuit dit verstaan koerst men op een maatschappelijke orde die de tijd kan doorstaan. Dat is dan niet de maatschappelijke orde die men afleidt uit religieuze voorschriften… Suggereert Patañjali dat religieuze voorschriften maatschappelijke en politieke machtsgroeperingen dienen, terwijl het inzicht dat hij voor ogen heeft gegrond is in de menselijke natuur?

1.50. Patañjali maakt duidelijk dat ook deze vorm van meditatieve verzinking een activiteit is die dispositionele motieven voortbrengt. Het is immers zelf een doelgericht, dus intentioneel proces. Alleen ligt dit doel in een richting die tegengesteld is aan die van de normale wereldse doelen. Daarin is juist de zin van een dergelijke meditatie gelegen. Want de geneigdheid die zij voortbrengt staat haaks op de 'natuurlijke' motieven, het *kleśakarman* (zie 1.24), waarmee men al is uitgerust. Zij heffen die dus op.

1.51. Wanneer men ook afstand neemt tot dit doel van de meditatie, de drang tot meditatie zelf bedwingt, belandt men in een volledig vrije verzinking zonder een onderstroom van onbewuste motieven. Dit heet *nirbīja-samādhi*, verzinking, absorptie zonder kiem. Dit resulteert zoals we in hoofdstuk 3 en 4 zullen zien in een staat van vrijheid die *kaivalya* wordt genoemd.

Deel 2: Praktijk

Het tweede hoofdstuk (over de praktijk van de yoga: *sādhana*) behandelt de weg die leidt tot het doel van de yoga. Het valt ruwweg uiteen in twee delen. Het tweede deel beschrijft het hart van de yoga van Patañjali, de achtledige yoga *(aṣṭāṅgayoga)*. Dit deel behoort waarschijnlijk tot het oudste deel van de *sūtra's* (zie o.a. Dijkstra & Cantore). Het eerste deel, dat met het eerste *sūtra* begint, houdt zich bezig met de voorbereidingen tot de yoga: de beoefening van ascese *(tapas)*, het bestuderen (of reciteren: *svādhyāya*) van de Veda's en godsdienstoefeningen, devotionele riten, ofwel *pūja (Īśvarapraṇidhāna)*. Deze worden tezamen '*kriyāyoga*' genoemd, wat ik maar vertaal als 'yoga voor alle dag'. '*Kriyā*' komt van het werkwoord *kṛ* dat 'doen' of 'maken' betekent en betekent dus letterlijk zoiets als 'praktisch', maar aangezien alle yoga gepaard gaat met oefening en dus in die zin 'praktisch' is, komen we met die vertaling niet veel verder. Bedoeld zal zijn dat men om deze oefeningen met succes te beoefenen niet zijn hele leven aan de yoga hoeft te wijden. Men kan ze zonder problemen inpassen in het dagelijks levenspatroon en zich daarmee toch voorbereiden op een meer intensieve beoefening van de yoga op een tijdstip dat de sociale verplichtingen minder zwaar wegen of desnoods in een volgend leven. Deze oefeningen zijn ontleend aan het curriculum van de 'full-time' yogi, namelijk aan de leefregels *(niyama)*, de tweede discipline van de achtledige yoga. Dat geeft al aan dat het onzinnig is de *kriyāyoga* als een andere vorm van yoga naast de achtledige te beschouwen. Deze beoefening van de *kriyāyoga* zou helpen *samādhi* (de meditatieve verzinking) te bewerkstelligen en ook zou ze helpen de '*kleśa's*' (zie boven blz. 25) te verminderen of zelfs te vernietigen.

Evenals in het boeddhisme neemt men in het yogasysteem van Patañjali aan dat het zicht op de waarheid geblokkeerd wordt vanwege één of andere aantasting van de wil, om meer precies te zijn, door leedvolle aandoeningen *(kleśa's)* van het 'innerlijk orgaan' *(antaḥkaraṇa)*, waarin het denken zetelt dat de wilsprocessen ontvouwt. Willen is een proces dat gebruik maakt van alle geestelijke vermogens. Het object van de wil wordt geconcipieerd door het voorstellingsvermogen op grond van onbewuste aandriften, maar het wordt verwerkelijkt door oorzaak-gevolg redeneringen (logisch of verstandelijk denken) en praktische vaardigheden (tezamen *pramāṇa*). De Wil is eigenlijk een aantasting van een oorspronkelijk weten of beschouwelijk inzicht, en tegelijk een reactie om door middel van handelen dit oorspronkelijke stille weten te herstellen. De oudste vormen van het boeddhisme kennen drie van dergelijke aantastingen van het weten of *kleśa's*: onwetendheid *(avidyā)*, verlangen *(rāga)* en afkeer *(dveṣa)*. Patañjali voegt *asmitā* toe, dat later in het boeddhisme werd geïntroduceerd onder de naam *ātmādṛṣṭi*. Hij voegt ook een laatste *kleśa* toe, *abhiniveśa*, de drang tot zelfbehoud. Dit maakt vijf *kleśa's* in totaal. Net als in het boeddhisme geldt de onwetendheid als de wortel van de andere *kleśa's*. Ze wordt omschreven als een toeschrijven van de kwaliteiten van het zelf aan het niet-zelf, m.a.w. van de kwaliteiten van het zuivere bewustzijn aan de wil. Deze 'verwarring' neemt een sleutelpositie binnen het Indiase denken in. Ze wordt aangeduid met termen als *mithyājñāna* (verkeerde kennis), *adhyāropa* (toeschrijving) of *adhyāsa* (projectie) en speelt in het boeddhisme en in de latere Advaita-Vedānta net zo'n belangrijke rol als in de yoga. Want niemand handelt, zoals Śaṁkara zegt, met een lichaam waarin niet eerst het zelf is geprojecteerd (zie ook boven Inleiding, p. 29-30). Het belangrijkste product van deze 'verwarring' is het begrip van het 'ik'. We wijzen naar ons lichaam en zeggen: 'dat ben ik', maar 'dat' is natuurlijk nooit 'ik'. Het zuivere subject van de ervaring is in de yoga, precies zoals in het boeddhisme en de Vedānta, volstrekt verschillend van het object van zijn ervaring. En mijn lichaam en wil kunnen alleen maar als dergelijke ervaringsobjecten gegeven zijn. Wanneer men dit inziet, wanneer men het juiste onderscheid maakt, dan verdampt het begrip van het 'ik'. Maar omdat we van een 'ik' uitgaan, kunnen we verlangen naar zijn welzijn en vrezen voor zijn vernietiging. Zijn welzijn manifesteert zich als genot en zijn vernietiging of bedreiging als pijn. Ervaart men genot dan zal men ernaar verlangen als het voorbij is, ervaart men pijn, onlust, dan zal men die in het vervolg proberen te vermijden (zie boven p. 28 over het funderende karakter van het gevoel in de ervaring). Dit is de kracht die alle wilsprocessen drijft. Dit dubbele streven is gecombineerd in de drang tot zelfbehoud, waaraan men vrijwel niet kan ontsnappen, omdat het de voorwaarde is van alle normale levensactiviteiten.

Deze aantastingen *(kleśa's)* bestaan, aldus Patañjali, in een seminale of in een ontwikkelde, openlijk manifeste vorm. Patañjali denkt dat men in hun seminale *(sūkṣma)* vorm – wanneer ze nog geen *karman* hebben geproduceerd – hun ontwikkeling nog kan tegenhouden. De motor van ieder wilsproces is een neiging, een aandrift *(saṁskāra)* die een overblijfsel *(vāsanā)* is van vroeger handelen. Een louter verkeerd idee, dat nog niet bekrachtigd is door een verkeerde praktijk, kan men nog tegengaan met een corrigerend idee. Maar als die ideeën eenmaal in daden zijn omgezet, kunnen ze alleen nog worden tegengegaan door meditatie, en wel door een meditatie die, zoals het einde van het eerste hoofdstuk stelt, *saṁskāra's* produceert die de door *kleśa's* gekenmerkte aandriften vernietigen.

Het *kleśa-karman* (de door leedvolle aantastingen gekenmerkte *saṁskāra's* of disposities) moet tot gevolgen leiden, hetzij in dit of in een volgend leven. Zulke gevolgen kunnen b.v. zijn: levensduur, ervaringen, maar ook de kaste in een volgende geboorte. Ze kunnen lonend of straffend zijn, naargelang ze volgen op goede of op slechte daden. Maar die termen zijn betrekkelijk, want degene die het onderscheid kent tussen het transcendentale bewustzijn en de wil ervaart alles als lijden, alleen al op grond van de spanningen die inherent zijn aan het spel van de elementaire beweegredenen, de 'strengen' (*guṇa's: drang naar veiligheid, lust en macht*) die hun beslag vinden in verandering, kwellingen en aandriften (2.15).

Maar er is een manier om dit lijden te genezen. Het is één ding om intellectueel te weten dat de wil en het zuivere bewustzijn twee verschillende zaken zijn, een andere ding is de identificatie van die twee ook niet langer te ervaren. Ziel en Wil worden ook aangeduid als de 'waarnemer' en het 'waargenomene' (wat waar te nemen is). Het geziene is een samenstel van de drie elementaire beweegredenen (*sattva*, *rajas*, *tamas*, zie pg. 17). Deze 'strengen' of beweegredenen worden periodiek verborgen en gemanifesteerd wanneer een individu verwekt wordt en zich vervolgens ontwikkelt om zich daarna weer te ontbinden in zijn elementen. Maar de waarnemer is alleen een 'zien', dat in de spiegel van het gevoel en de wil de toeschouwer is van het spel van deze elementaire impulsen. Deze zelfkennis in de spiegel van het gevoelen mogelijk te maken is de enige zin van het gevoel/de wil. Het gevoel-/wilscomplex is er om deze 'toeschouwer' tot zelfkennis te brengen, zodat hij zichzelf als van dit wilscomplex verschillend leert zien. Hierin is tevens de zin gelegen van de 'leedvolle aantastingen' of *kleśa's*. Zonder hun kwaad zou het proces van zelfkennis niet op gang komen. Zo heeft zelfs de onwetendheid zijn nut. Maar dit doel van de zelfkennis – met de vrede en wijsheid die het begeleiden – kan alleen bereikt worden door zich van de *kleśa's* te ontdoen, eerst door ze te verzwakken en vervolgens door ze uit te roeien. Dit bereikt men door het volgen van de achtledige yoga, het onderwerp van het tweede deel van dit hoofdstuk.

Deze yoga bestaat uit acht 'leden' *(aṅga)*, de dingen die een yogi dient te praktiseren: morele geboden *(yama)*, het in acht nemen van leefregels *(niyama)*, de voorbereiding van de meditatie, het aannemen van een geschikte houding *(āsana)*, adembeheersing *(prāṇāyāma)* en zelfinkeer *(pratyāhāra)* en vervolgens de meditatie of concentratie zelf *(saṁyama)*, de drie 'leden' van 'aandacht vestigen op één punt *(dhāraṇa)*, aandacht vasthouden *(dhyāna)* en verzinken in dat waarop men is geconcentreerd *(samādhi)*. Dit tweede hoofdstuk behandelt de achtledige yoga slechts tot en met de voorbereiding van de eigenlijke meditatie, dus tot en met de zelfinkeer.

De morele geboden zijn geweldloosheid, waarachtigheid, niet-stelen, kuisheid en niet gericht zijn op het verwerven van bezit. Dit zijn universele geboden waar een yogi zich aan moet houden. In combinatie met het in acht nemen van leefregels waaronder, naast zuiverheid en tevredenheid, die van de eerder genoemde *kriyāyoga* worden genoemd, leggen ze het fundament voor een innerlijke verheldering. Als men hierin standhoudt maakt men zich geschikt voor het verwerven van zelfkennis. Men kan dan beginnen zich voor te bereiden op de meditatie.

2.1. tapaḥ svādhyāyeśvara-praṇidhānāni kriyā-yogaḥ.
2.2. samādhi-bhāvanārthaḥ kleśa-tanū-karaṇārthaś ca.
2.3. avidyāsmitā-rāga-dveṣābhiniveśāḥ kleśāḥ.
2.4. avidyā-kṣetram uttareṣāṁ prasupta-tanu-vichinnodārāṇām.
2.5. anityāśuci-duḥkhānātmasu nitya-śuci-sukhātma-khyātir avidyā.
2.6. dṛk-darśana-śaktyor ekātmatevāsmitā.
2.7. sukhānuśayī rāgaḥ.
2.8. duḥkhānuśayī dveśaḥ.
2.9. svarasa-vāhī viduṣo 'pi tathārūḍho 'bhiniveśaḥ.
2.10. te pratiprasava-heyāḥ sūkṣmāḥ.
2.11. dhyāna-heyās tad vṛttayaḥ.
2.12. kleśa-mūlaḥ karmāśayo dṛṣṭādṛṣṭa-janma-vedanīyaḥ.
2.13. sati mule tad-vipāko jāty-āyur-bhogaḥ.
2.14. te hlāda-paritāpa-phalāḥ puṇyāpuṇya-hetutvāt.

2.1. Soberheid, studie en godsdienst vormen de praktische kant van de yoga.
2.2. Ze dienen om de meditatieve verzinking te cultiveren en om de ziekten van de wil te genezen.
2.3. Die ziekten zijn: onwetendheid, ik-besef, verlangen, afkeer en doodsangst.
2.4. Onwetendheid is de wortel van de andere ziekten. Die ziekten kunnen sluimeren, zich maar in lichte mate tonen, alleen maar af en toe de kop op steken of juist hevig zijn.
2.5. Je bent onwetend als je het vergankelijke, bedorvene, ellendige en illusoire houdt voor het blijvende, zuivere, gelukkige en wezenlijke. M.a.w. als je dat houdt voor het werkelijke zelf.
2.6. Het ik-besef is vergelijkbaar met de verwarring van het wezen van het oog met dat van het zien.
2.7. Verlangen is wat overblijft van het genot.
2.8. Afkeer is wat overblijft van het ongenoegen.
2.9. Zelfs de wijze hecht aan zijn eigen hachje. Zo diep dringt de gehechtheid aan het bestaan.
2.10. Deze ziekten moeten, wanneer ze nog slechts een aanleg zijn, worden gestuit.
2.11. Wanneer ze zich zichtbaar tonen moet men ze met meditatie tegengaan.
2.12. De ophoping van *karman* die door deze ziekten veroorzaakt wordt, zal men in het huidige of in een volgend leven moeten opruimen.
2.13. Zolang deze oorzaak van wilsziekte er is, zal die kaste, levensspanne en genietingen ten gevolge hebben.
2.14. Die gevolgen zijn een balsem of een gesel naargelang hun oorzaak ligt in moreel of immoreel handelen.

2.15. pariṇāma-tāpa-saṁskāra-duḥkhair, guṇa-vṛtti-virodhāc ca, duḥkham eva sarvaṁ vivekinaḥ.
2.16. heyaṁ duḥkhaṁ anāgatam.
2.17. draṣṭṛ-dṛśyayoḥ saṁyogo heya-hetuḥ.
2.18. prakāśa-kriyā-sthiti-śīlaṁ bhūtendriyātmakaṁ bhogāpavargārthaṁ dṛśyam.
2.19. viśeṣāviśeṣa-liṅga-mātrāliṅgāni guṇa-parvāṇi.
2.20. draṣṭā dṛśi-mātraḥ śuddho 'pi pratyayānupaśyaḥ.
2.21. tad-artha eva dṛśyasyātmā.
2.22. kṛtārthaṁ prati naṣṭam apy anaṣṭaṁ tad-anya-sādhāraṇatvāt.
2.23. sva-svāmi-śaktyoḥ svarūpopalabdhi-hetuḥ saṁyogaḥ.

2.15. Voor iemand die het juiste onderscheid kent is alles lijden. Dat komt door de pijnen veroorzaakt door veranderingen, wilsziekten en aandriften en vanwege de spanning die in ieder wilsproces besloten ligt aangezien er in ieder wilsproces tegengestelde oerdriften werken.

2.16. Het lijden dat nog niet ontstaan is, moet worden voorkomen.

2.17. Dit lijden dat nog niet ontstaan is en beter niet kan ontstaan wordt veroorzaakt door het contact tussen de waarnemer en de objecten van zijn waarneming.

2.18. De objecten van de waarneming kenmerken zich allemaal door de oerkrachten: straling, verandering en stilstand, net zoals de zintuigen en de elementen trouwens. Ze dienen het plezier of ze boezemen angst in.

2.19. Die oerkrachten veroorzaken verschillende zijnstoestanden: de gemanifesteerde versus de ongemanifesteerde, de veroorzaakte versus de niet-veroorzaakte.

2.20. De waarnemer is louter een zuiver zien dat het zichtbare resultaat van een wilsneiging observeert.

2.21. Dit geobserveerd worden door de waarnemer is juist de bestaansreden van het zichtbare.

2.22. Hoewel dit zichtbare er niet meer is voor hem die zijn bestemming heeft bereikt, is het er toch nog, omdat het er in de normale toestand van anderen nog altijd is.

2.23. De verbinding van de oerdriften van de 'meester' of waarnemer met de oerkrachten van zijn waarneembare bezit, heeft als doel de meester of waarnemer in staat te stellen zijn eigen vorm te zien, d.w.z. zichzelf te kennen.

2.24. tasya hetuḥ avidyā.

2.25. tad-abhāvāt saṁyogābhāvo hānaṁ tad-dṛśeḥ kaivalyam.

2.26. viveka-khyātir aviplavā hānopāyaḥ.

2.27. tasya saptadhā prānta-bhūmiḥ prajñā.

2.28. yogāṅgānuṣṭhānād aśuddhi-kṣaye jñāna-dīptir ā viveka-khyāteḥ.

2.29. yama-niyamāsana-prāṇāyāma-pratyāhāra-dhāraṇā-dhyāna-samādhayo 'ṣṭāv aṅgāni.

2.30. ahiṁsā-satyāsteya-brahmacaryāparigrahā yamāḥ.

2.31. jāti-deśa-kāla-samayānavacchinnāḥ sarva-bhaumā mahāvratam.

2.32. śauca-santoṣa-tapaḥ-svādhyāyeśvara-praṇidhānāni niyamāḥ.

2.33. vitarka-bhādane pratipakṣa-bhāvanam.

2.34. vitarka-hiṁsādayaḥ kṛta-kāritānumoditā lobha-krodha-moha-pūrvakā mṛdu-madhyādhimātrā duḥkhājñānānanta-phala iti pratipakṣa-bhāvanam.

2.24. De oorzaak van die verbinding is onwetendheid.

2.25. De afwezigheid van die onwetendheid veroorzaakt de afwezigheid van die verbinding. De vernietiging van die verbinding is de bevrijding, de deconditionering van de waarnemende ervaring.

2.26. Men bereikt die vernietiging door helder te onderscheiden.

2.27. Wijsheid is haar zevenvoudige laatste stadium.

2.28. Wanneer door de beoefening van de acht aspecten van de yoga de onzuiverheden zijn vernietigd, dan begint het bewustzijn te stralen totdat het onderscheidend inzicht zich aankondigt.

2.29. Ethische voorschriften, het in acht nemen van leefregels, houdingen, ademhalingsoefeningen, zelfinkeer, concentratie, meditatie en meditatieve verzinking zijn deze acht aspecten van yoga.

2.30. Geweldloosheid, eerlijkheid, niet-stelen, kuisheid en niet hebzuchtig zijn vormen de ethische voorschriften.

2.31. Dit zijn de grote universele geloften, ongeacht kaste, plaats, tijd en omstandigheid.

2.32. Zuiverheid, tevredenheid, soberheid, studie van de Veda's en godsdienst zijn de leefregels.

2.33. Wat daar tegen in gaat moet met argumenten worden weerlegd.

2.34. Zulke tegenstrevingen zijn gedachten die tot geweld en andere ondeugden aanzetten. Die kunnen zomaar opkomen, men kan ertoe gebracht worden of anderen kunnen er aanleiding toe geven. Zulke kwade voornemens vinden hun oorzaak in lust, woede of verwarring; ze kunnen zwak, matig of hevig zijn, maar altijd resulteren ze in pijn en onwetendheid.

2.35. ahiṁsā-pratiṣṭhāyāṁ tat-saṁnidhau vaira-tyāgaḥ.
2.36. satya-pratiṣṭhāyāṁ sarva-kriyā-phalāśrayatvam.
2.37. asteya-pratiṣṭhāyāḥ sarva-ratnopasthānam.
2.38. brahmacarya-pratiṣṭhāyāṁ vīrya-lābhaḥ.
2.39. aparigraha-sthairye janma-kathaṁtā-saṁbodhaḥ.
2.40. śaucāt svāṅga-jugupsā parair asaṁsargaḥ,
2.41. sattva-śuddhi-saumanasyaikāgryendriya-jayātma-darśana-yogyatvāni ca.
2.42. saṁtoṣād anuttamaḥ sukha-lābhaḥ.
2.43. kāyendriya-siddhir aśuddhi-kṣayāt tapasaḥ.
2.44. svādhyāyād iṣṭadevatā saṁprayogaḥ.
2.45. samādhi-siddhir īśvara-praṇidhānāt.
2.46. sthira-sukham āsanam,
2.47. prayatna-śaithilyānanta-samāpattibhyām.
2.48. tataḥ dvandvānabhighātaḥ.

2.35. Als iemand volhardt in geweldloosheid dan zal men in zijn omgeving afzien van agressie.
2.36. Als iemand volhardt in de waarheid is hij heer over de vruchten van zijn daden.
2.37. Wanneer iemand volhardt in niet-stelen, bezit hij de plek waar juwelen verborgen liggen.
2.38. Wanneer iemand volhardt in kuisheid verwerft hij manlijke kracht.
2.39. Wanneer iemand standvastig niet-hebzuchtig blijft wordt hij zich bewust van het hoe en waarom van zijn huidige bestaan.
2.40. Zuiverheid resulteert in een gevoel van fysieke schuchterheid, een schuwen van (plat) seksueel contact met anderen,
2.41. een schoon geweten, een onbezwaard gemoed, toewijding, controle over de zintuigen en het vermogen tot zelfobservatie.
2.42. Door tevredenheid verwerft men het hoogste geluk.
2.43. Door soberheid verwerft men de volledige beheersing over lichaam en zintuigen, omdat daardoor de onzuiverheden worden vernietigd.
2.44. Door studie van de Veda's verwerft men de vereniging met de godheid die men verkiest [verwerkelijkt men zijn idealen].
2.45. Door godsdienst verkrijgt men het vermogen tot meditatieve verzinking.
2.46. Een goede houding is stabiel en aangenaam,
2.47. met het oog op het verminderen van inspanning en het voor onbepaalde tijd kunnen aanhouden van de meditatie.
2.48. Dan ondergaat de vesting geen aanval meer.

2.49. tasmin sati śvāsa-praśvāsayor gati-vicchedaḥ prāṇāyāmaḥ.
2.50. bāhyābhyantara-stambha-vṛttir deśa-kāla-saṁkhyābhiḥ paridṛṣṭo dīrgha-sūkṣmaḥ.
2.51. bāhyābhyantara-viṣayākṣepī caturthaḥ.
2.52. tataḥ kṣīyate prakāśāvaraṇam.
2.53. dhāraṇāsu ca yogyatā manasaḥ.
2.54. svaviṣayāsaṁprayoge cittasya svarūpānukāra ivendriyāṇāṁ pratyāhāraḥ.
2.55. tataḥ paramā vaśyatendriyāṇām.

2.49. Als men zover is, is men toe aan het 'aanspannen van de adem' [of het opladen van levensenergie]. Dat is het ingrijpen in de beweging van de inademing en de uitademing.

2.50. Dit is een proces van uitademen, inademen en adem vasthouden. Daarbij wordt de weg van de adem in het lichaam gevolgd en verder gelet op de duur en de regelmaat van de ademhaling. Men kan dit aanspannen van de adem *(praṇāyāma)* lang of kort beoefenen.

2.51. Naast uitademen, inademen en adem inhouden is er een vierde vorm van 'aanspannen van de adem'.

2.52. Dan wordt dat wat het licht tegenhoudt vernietigd.

2.53. Vanaf dat moment is de geest in staat de aandacht te concentreren.

2.54. Wanneer de zintuigen geen contact meer hebben met hun objecten en de wil als het ware tot zichzelf komt, noemt men dit 'zelfinkeer'.

2.55. Dan bereikt men het hoogste meesterschap over de zintuigen.

Commentaar

2.1–2.2. '*Kriyā-yoga*', hier vertaald als 'praktische kant van de yoga' wordt dikwijls gepresenteerd als een bijzondere vorm van yoga. Vreemd genoeg maken de hier genoemde zaken deel uit van de *niyama's*, leefregels, het tweede lid van de later behandelde achtvoudige yoga, naast reinheid en tevredenheid. Er wordt niet méér gezegd dan dat ze de meditatie bevorderen en de zielsziekten verminderen. Misschien een terugverwijzing naar het vorige hoofdstuk over verzinking. Daar was al sprake van de zielsziekten. Die krijgen in het vervolg de volle aandacht.

2.3. De zielsziekten *(kleśa's)* zijn: *avidyā* (onwetendheid), *asmitā* (ikbesef, ego, egoïsme), *rāga* (verlangen), afkeer *(dveṣa)*, en de drang tot zelfbehoud *(abhiniveśa)*. Deze aandoeningen zijn de oorzaak van 'onzuiver *karman*', disposities die een mens binden aan het aardse bestaan met zijn lijden en cirkel van wedergeboorte. De aantastingen vormen dus datgene wat de vrijheid in de weg staat.

2.4–2.5 Van die aandoeningen staat *avidyā* (onwetendheid) vooraan. Nu moeten we onder onwetendheid niet verstaan een onbegrip over hoe we onze doelen moeten bereiken. Ze is eerder een verwijlen in het niet-aanwezige, zoals gebeurt wanneer we bij een *doel* zijn in plaats van bij het *aanwezige*. Dat ligt immers in de toekomst, niet in het nu. Het is er dus niet. Deze onwetendheid is er in het opvatten van iedere betekenis. Gegeven zijn de zintuiglijke gewaarwordingen. Het is aan ons daar een roos in te zien of iets anders. Maar in het projecteren van een dergelijke betekenis, projecteren we functionele relaties. We duiden hoe we met de gegeven gewaarwording kunnen omgaan. Ook dat overschrijdt het daadwerkelijk gegevene en is dus onwetendheid. Dit is in het algemeen in

India de zin van het begrip 'onwetendheid'. Onwetendheid wordt dikwijls ook gelijkgesteld met *mithyājñāna*. Dat is pregnanter: iets houden voor wat het niet is. Die betekenis noemt Patañjali in 2.5. Maar praktisch gezien is er weinig verschil met de eerste betekenis. Wanneer we de gegeven gewaarwording duiden als een bepaald ding, nemen we het immers al als wat het niet is.

2.6. Het ik-besef is, de definitie in aanmerking nemende, een bijzonder geval van onwetendheid (als *mithyājñāna*). Hier wordt het gegevene niet verward met de erin geprojecteerde zin, maar wordt dit proces van het projecteren van betekenissen – wat een functie is van de wil – verward met het subject dat zich van die wil, met alles wat er in ligt bewust is. Deze verwarring is de voorwaarde voor de zelfidentificatie als een concrete persoon. En die is weer voorwaarde voor het belang dat men kan stellen in doelen, m.a.w. voor de intentionele gerichtheid van de ervaring.

2.7–2.8. Genot en pijn zijn in die intentionele gerichtheid maatgevend. Zonder ons met de concrete persoon, lichaam en wil, te vereenzelvigen, zouden we genot en pijn niet op ons zelf kunnen betrekken en zou niemand zich doelen stellen om die te verlangen of objecten van vrees om die te vermijden.

2.9. Dieper dan dit alles dringt de *abhiniveśa* (de gehechtheid aan het bestaan). Dit is de positieve affirmatie van wat zich voordoet zelf, die grondt in de associatie van het bewustzijn als zodanig met wat zich daaraan voordoet. Ze vooronderstelt geen geprojecteerde doelen. Dit is de reden dat zelfs de wijze – die de betrekkelijkheid van wereldse doelen wel inziet – er niet vrij van is. Het is een gehechtheid aan de staat van het willen en voelen, het leven zelf. Dikwijls wordt *abhiniveśa* gezien als de angst voor de dood. In mijn interpretatie – en het blijft een interpretatie – zou die angst voor de dood de opvatting van een persoonlijke identiteit vooronderstellen. Als *abhiniveśa* basaler is dan de idee van een persoonlijke identiteit, zou dit niet kunnen. Het zou niet gaan om iets dat gebaseerd is op een mentale opvatting, maar om een klampen aan ervaringsinhoud hoe dan ook, een vereniging van de ziener met de levensstroom vanuit een *horror vacui* eigen aan de wil zelf. De mythe van de Chāndogya-upaniṣad spreekt van de schepping. Als ultieme motivatie daarvan noemt het de god die zich eenzaam voelt. God en wilssubstraat, de *prakṛti*, komen in de yogafilosofie ongeveer op hetzelfde neer. De 'blik' van het bewustzijn dringt de wil kennelijk tot (ver)vulling, een gedachte die we ook in de Sāṁkhya-kārikā (Sāṁkhya-verzen) vinden.

2.10–2.11 Onder deze aanleg moeten we waarschijnlijk de staat verstaan waarin de *kleśa's* nog geen neerslag in het handelen hebben gevonden. Men kan van plan zijn maar niet doen. Wanneer de *kleśa's* zich nog niet genesteld hebben kan men het grote begeren nog keren. Anders helpt alleen nog meditatie.

2.12. Het *kleśakarman* wordt opgeslagen in het transmigratielichaam, de wilscontinuïteit, en kan daarom zowel in het huidige als in een volgend leven tot rijping komen. De wil is a.h.w. de draad waaraan de momenten van de tijd geregen zijn, omdat iedere wilsfase zich richt op een volgende, ontstaan er noodzakelijkerwijze wilslijnen. Het momentum van zo'n voorwaartse gerichtheid kan niet zomaar, bij de dood, worden afgebroken. De kracht ervan moet op iets worden overgedragen. Een soort wet van behoud van psychische energie.

2.13–2.14. Dus zolang de *kleśa's* en de erdoor veroorzaakte disposities er zijn komen die op één of andere manier tot rijping.

2.15. Het juiste onderscheid: het onderscheid tussen het bewustzijn als zodanig en de wil. Het willen als zodanig is pijn.

De Boeddha poneerde *tṛṣṇā* (dorst) als oorzaak van *duḥkha* (pijn). Deze *tṛṣṇā* is dezelfde wil onder een andere naam.

2.17. Zie 2.15.

2.18. Alle betekenisdragende objecten zijn gevormd uit een gewaarwordings- of gevoelssubstraat. Deze zijn gevormd door *guṇa's* (1.2–1.3). Het zijn zintuiglijke gegevens als zodanig, en hun werking in het gevoel is driewaardig, lust *(tamas)*, onlust *(rajas)* of evenwicht *(sattva)*.

2.19. Patañjali doelt hier op de Sāṁkhya-doctrine van *satkāryavāda* (de leer dat het gevolg *(kārya)* sat, zijnde is (in zijn oorsprong). Het gaat hier om een organische visie op de wereld. De wereld is een geheel van levende wezens. Levende wezens ontwikkelen zich vanuit een kiem(cel) tot vol ontwikkeld individu. Uit een eikel ontwikkelt zich geen kastanje en uit een kastanje geen eik. Het Sāṁkhya concludeert dan dat een eik al in potentialiteit in de eikel aanwezig moet zijn, d.w.z. in een niet manifeste staat. Die potentialiteit ontplooit zich vervolgens in een manifestatie. De kiem van het wilsleven wordt het ongegenereerde genoemd. Het is de wilsbasis waarin zich nog geen gewaarwording, gevoel heeft voorgedaan en zich nog geen intentioneel proces heeft ontplooit.

2.20. Hier definieert Patañjali '*draṣṭṛ*' als bewustzijn als zodanig. Het observeert een zgn. *pratyaya*, hier vertaald als 'het resultaat van een wilsneiging'. Men kan het ook een wilstoestand noemen. Dikwijls vertaalt men 'pratyaya' als 'voorstelling' of 'mentale presentatie'. Maar in de visie waarmee we hier van doen hebben, stelt de wil zich geen vormen voor, maar neemt ze aan. Een voorstelling is dan een toestand van de wil die zijn oorzaak vindt in een neiging, en die is op haar beurt weer veroorzaakt door een eerdere toestand van de wil. Mij schijnt '*pratyaya*' de bewuste projectie van een bewustzijnsvorm *(dharma)*. *Pratyaya* is dan wat van moment tot moment de actuele inhoud van mijn bewustzijn uitmaakt. De *dharma* is b.v. de betekenis 'een roos in een vaas', de *pratyaya* de waarneming van de roos in de vaas. Maar een *pratyaya* kan ook de vertegenwoordiging in het denken van een roos in een vaas zijn. Dan is de aandacht gericht op het begrip als zodanig of een gevoel als zodanig.

2.21. Van een wilstoestand (resultaat van een wilsdispositie) kan alleen sprake zijn wanneer die wordt waargenomen. De wilstoestand is er met het oog op het worden waargenomen. Vergelijk 2.9.

2.22. 'Zichtbare' d.i. '*pratyaya*', zie 2.20.

2.23. De formulering is raadselachtig, aangezien het zien als zodanig natuurlijk geen vorm heeft. Bedoeld wordt 'zelfbewustzijn, zelfkennis'. Maar wat is dat? Er is immers niets kenbaars aan de kenner. De zuivere wil lijkt het enige dat als eigen vorm van het bewustzijn in aanmerking komt, maar dat is zelf geen bewustzijn en moet, naar steeds wordt beweerd, als volstrekt van het bewustzijn onderscheiden worden beschouwd. We laten het rusten tot het einde van het derde hoofdstuk.

2.24. De *kleśa's* zijn dus voorwaarde voor de zelfkennis van het bewustzijn. Dus de aandoeningen en het daaruit voortvloeiende lijden zijn niet vergeefs of zinloos.

2.25–2.27. Maar vervolgens moeten ze weer worden opgeheven om het 'zien', de ziel te bevrijden. Die opheffing komt er door te onderscheiden wat men voorheen had verward, te weten: de waarneming (actief) en de gewaarwording (passief). Dit culmineert in wijsheid. Vergelijk 1.48.

2.28. Dit onderscheiden is pas mogelijk door een wegreinigen van de aandoeningen of zielsziekten en dat gebeurt via de weg van de achtvoudige yoga.

2.29. d.i.: *yama, niyama, āsana, prāṇāyāma, pratyāhāra, dhāraṇā, dhyāna, samādhi.*

2.30.: *ahiṁsā, satya, asteya, brahmacarya, aparigraha.*

2.32.: *śauca, santoṣa, tapas, svādhyāya, īśvara-praṇidhāna.* De laatste drie waren al genoemd als *kriyā-yoga.* Dit wekt bij mij het vermoeden dat de Yogasūtra's zoals we die nu hebben uit verschillende bronnen is samengesteld.

2.33. Meestal leest men *vitarka-bhādane* als zgn. locativus absolutus: 'als in het logisch denken weerleggingen opkomen', dan moet men 'het tegendeel cultiveren'. Dit is niet in overeenstemming met het gangbare gebruik van de termen. Ik ken de *pratipakṣa* alleen als de mening of mores van de tegenpartij. *Bhāvaṇa* is een proces dat zich ontwikkelt, niet dat zich ergens tegen keert. *Bhādana* daarentegen is echt 'weerlegging'. De *vitarka-bhādana* moet dus niet tegengegaan worden met *pratipakṣa-bhāvana,* maar andersom. Men moet verstand aanwenden tegen een verkeerde praktijk. Dit geeft inderdaad een zeldzaam gebruik van de locativus (plaatsaanduidende naamval). Maar dit gebruik is in de Indo-europese talen zeker niet uniek. Neem het Nederlands: *bhādane,* lett: 'ter weerlegging (met argumenten)'. Zo ook 'ter verantwoording', 'ter zake' e.d. In het laatste geval is de locatief 'e' zelfs behouden.

2.34. De verwarring komt voort uit het volgende dat het te bestrijden kwaad aanduidt als '*vitarka* van:'. Ik vertaal hier simpel 'overwegingen'. Het *sūtra* eindigt overigens met *iti pratipakṣabhāvanam*: dat is de cultivatie van het verkeerde. De meest voor de hand liggende interpretatie hiervan is het voorafgaande als een opsomming van de *pratipakṣabhāvana* te beschouwen.

2.35–2.39. Een soort troostrede enigszins vergelijkbaar met uitingen van de Bergrede in het Nieuwe Testament.

2.40. Hier probeer ik een nieuwe vertaling voor '*jugupsā*', gewoonlijk vertaald met 'weerzin'. Het is nogal vreemd dat hygiëne, en zo vertaalt men *śauca* meestal, tot een weerzin van de eigen leden zou leiden. Men zou het tegendeel verwachten. Gaan we terug naar de stam van het woord, '*gup*', dan duidt dit eerder op afweer, verdediging dan weerzin, maar ook op 'verbergen', 'aan het oog onttrekken'. Dan denken we aan de reactie van een verlegen meisje of aan 'en zij zagen dat ze naakt waren en maakten zich schorten van vijgebladeren'. Daarbij komt dat *asaṁsarga*, het mijden van contact met anderen, in meer pregnante zin het schuwen van seksueel contact kan betekenen. Het *sūtra* komt daarmee in een geheel andere sfeer van associaties. In plaats van te verwijzen naar boenen en schrobben staat dit *śauca* hier waarschijnlijk eerder voor een geestelijke zuiverheid, ja zelfs kuisheid en is het pendant van *brahmacarya*. Waar *brahmacarya* een richtlijn geeft voor iemands activiteit t.o.v. anderen, zoals: handen af van de vrouw van je goeroe, zou dan *śauca* kunnen duiden op een vergelijkbare instelling, maar dan ten opzichte van zichzelf. Voor mijn gevoel is deze interpretatie veel plausibeler dan de gangbare.

2.43–2.45. vormen eigenlijk een herhaling van het eerste *sūtra*. Wellicht is deze herhaling omdat yoga mogelijk eens met deze *niyama's* is begonnen. Het is de yoga zoals die in de praktijk van alle dag kan worden toegepast, waarvoor men dus niet het bos in hoeft of heilige bedelaar moet worden. Misschien is dit de uitleg van de term '*kriyā-yoga*': yoga voor alle dag.

2.46–2.47. Hier enige aandacht voor de *āsana*, de yogahouding. Patañjali zegt er niet veel over. Ze moet stabiel en aangenaam zijn en wel om inspanning te verminderen en de verzinking in het onbegrensde mogelijk te maken. *Samāpattobhyām* staat in dualis. Dat betekent dat 2.47 bestaat uit slechts twee delen: *prayatna-śaithilya* en *anantasamāpatti*. We moeten hier een dativus finalis lezen: 'met het oog op' het 'verminderen van inspanning' en de 'onbegrensde verzinking'. Dit laatste zou kunnen duiden op een gevoel van onbegrensd uitdijen dat men in deze vorm van zitmeditatie zou ervaren. Mogelijk duidt het ook op een meditatie die in de juiste houding voor onbepaalde tijd kan worden aangehouden. Ik kies voor het laatste, omdat het het minst speculatief is en ook omdat Patañjali de eigenlijke meditatie pas later zal behandelen. Hier inhoudelijk naar een meditatieve toestand te verwijzen, lijkt me niet op zijn plaats. Voor *samāpatti* zie 1.41.

2.48. *Dvandva's* zouden paren van tegenstellingen zijn. In een goede houding zouden ze geen kwaad meer doen. Men zou niet meer gevoelig zijn voor warmte of kou, genot of pijn. Theoretisch is die vertaling goed te verdedigen. Maar de conclusie zal dan wel zijn dat niemand van ons ooit een goede houding heeft aangenomen. Monier Williams (Sanskrit-woordenboek) noemt voor *dvandva* nog een betekenis: 'versterking', 'vesting' en duidt die betekenis aan met een L. Het gaat dan om een betekenis die wordt vermeld in de traditionele Indiase lexicografie, maar die niet voorkomt in enige bekende tekst. Is dit niet die tekst? vraag ik me af. Vergelijkt Patañjali de yogi in de lotus- (of andere) houding niet met een onneembare vesting, zo een met twee versterkte torens aan iedere kant, nl. die van de in het voorafgaande genoemde 'ontspanning' en 'langdurige verzinking'?

2.49. *Prāṇāyāma* komt van *prāṇa* en *āyāma*. Dat laatste woord schijnt verband te houden met 'opspannen', zoals van een boog. De grondbetekenis van *prāṇa* is 'adem'. Maar dit woord heeft, zoals het Chinese woord *qi*, de bijbetekenis van 'vitale energie'. Men kan dus denken aan een vorm van geforceerde ademhaling – wat de huidige prāṇāyāma-beoefening in feite is – maar zich er daarbij ook rekenschap van geven dat dit is ten behoeve van een opladen van vitale energie. Het is echter niet zeker of Patañjali deze laatste betekenis hanteert.

2.50. Hier blijkt dat de vertaling 'proces' voor *vṛtti* probleemloos werkt.

2.51–2.53. Wat Patañjali met deze vierde vorm bedoelt is eigenlijk niet duidelijk. Sommigen menen dat het hier gaat om een praktisch tot stilstand komen van de adem in zekere kataleptische toestanden (Feuerstein), anderen dat het gaat om een moeiteloze en spontane ademhaling (Iyengar). Ook is onduidelijk of dat wat het licht tegenhoudt wordt verwijderd door de vierde *prāṇāyāma* of de *prāṇāyāma* hoe dan ook. Feuerstein kiest voor het laatste. Maar eigenlijk zijn nergens enige argumenten aan te ontlenen. Ook van Vyāsa worden we niets wijzer. In ieder geval breekt na de *prāṇāyāma* het licht door, waardoor men geschikt wordt voor de meditatie. Zou dat wellicht gewoon helderheid van geest zijn?

2.54–2.55. Zelfinkeer *(pratyāhāra)*: het naar binnen richten van de zintuigen, zodat ze geen kleur, geluid, geur e.d. meer waarnemen, is wanneer de wil 'zijn eigen vorm aanneemt'. Een introverte staat zonder concrete voorstellingen, die wordt geschetst als 'grootst mogelijke beheersing van de zintuigen'. Wellicht wordt bedoeld dat de wil zich niet langer richt op de zintuiglijke gewaarwordingen, eerder dan dat die zich niet presenteren. Dat zou dus een terugtrekken van het denken in het zuivere gevoel zijn.

Deel 3: Verworvenheden

Het derde hoofdstuk richt zich op de meditatie in eigenlijke zin, de laatste drie 'leden' van het achtledige yogapad, de zgn. 'binnenleden' en hun resultaten. Deze meditatie dient om de *kleśa's* die de Wil en de wilsprocessen aandrijven te vernietigen. Om Patañjali's bespreking van deze materie te kunnen volgen, moeten we aandacht schenken aan iets, dat – voor zover ik weet – aan de opmerkzaamheid van alle vertalers van de *Yogasūtra's* is ontsnapt. Een belangrijke component van de Sāṁkhya-filosofie, het denken dat de theoretische grondslag van de *sūtra's* vormt, is de leer van de *satkāryavāda*. Dit betekent letterlijk 'de leer dat het gevolg bestaat'. Daarmee bedoelt men dat gevolgen al in hun oorzaak aanwezig zijn nog voordat zij zich manifesteren. Zij ontstaan niet, zij ontvouwen zich vanuit hun verborgen, ingevouwen toestand, zoals men een vouwboek opentrekt. De idee vindt zijn oorsprong in een organische wereldvisie. Men ziet dat zich uit een eikel een eik ontwikkelt en dat vrouwen geen kuikens baren. Op één of andere manier moeten de vruchten van zowel eiken als mensen zo bepaald zijn, dat ze zich alleen tot eik of tot mens kunnen ontwikkelen. Het Sāṁkhya vatte dit zo op dat het oordeelde, dat in de kiem het ontwikkelde individu al besloten ligt. Mits de condities daarvoor gegeven zijn, zal het zich vanuit zijn eigen innerlijke mogelijkheden ontwikkelen. De eik zal zich misschien niet ontvouwen als de zon niet schijnt of als er geen regen valt. Maar dat betekent niet dat het eik-zijn er niet is, slechts dat dit zich niet kan ontplooien.

Men kan zich afvragen op welke wijze dit eik-zijn dan wel in de kiem gegeven mag zijn. De organische wereldvisie van het Sāṁkhya blijkt dan geen bio-organische maar een psycho-organische. De eik of – om het in een wat Indischer context te plaatsen – de *banyan* (of waringin) ontwikkelt zich zoals een wilsproces. Het kiemen van het leven vindt zijn grond in een aandrift die allengs concrete vormen aanneemt, via een door een voorstelling begeleid voornemen en daardoor gestimuleerde activiteit die stapje voor stapje de verborgen mogelijkheden verwerkelijkt tot aan haar zelfrealisatie in het dragen van vruchten. Het mag ons wellicht enigszins vreemd voorkomen om planten voorstellingen toe te dichten. En zeker, men zal niet gedacht hebben aan een beweeglijkheid van denken zoals die mensen eigen is, een van de hak op de tak springen, nu eens dit, dan weer dat willen. Zo'n boom is natuurlijk tot niet meer dan één voorstelling in staat, een voorstelling die inherent is aan haar eigen wezen, bepaald door haar natuur. Een boom kan zijn fantasie niet laten zweven, heeft geen keuze, of anders maar heel beperkt. Eigenlijk is de wil van zo'n boom als die van een mens in meditatieve verzinking, opgaand in slechts het ene iets dat zij wordt. Daarom vinden we van mensen in meditatie wellicht ook dat ze vegeteren. Wanneer men leven en psyche als één en hetzelfde beschouwt, zoals de Indiase filosoof in deze traditie doet, ontkomt men er niet aan een gevoelsontwikkeling zelfs in een boom te veronderstellen. Bij dieren en mensen, levert deze kijk op de aard van het werkelijke al minder problemen. Vervulling is de verwerkelijking van iemands diepste verlangen. In alle keuzesituaties waarin een mens gesteld is, ligt deze beweegreden gevlochten uit de drie 'strengen' op de achtergrond. Men kan slagen of falen maar men kan niet iets anders worden, iets anders realiseren dan men is. Het is erop of eronder.

Men kan de ontwikkeling van de boom van verschillende perspectieven benaderen. Laat ik eerst het perspectief van de tuinman noemen. Hij neemt een voortdurende vormverandering en groei waar. Zou hij iedere dag foto's nemen, dan zou hij die als een versnelde film af kunnen spelen. Dit is het perspectief van het na-elkaar. Dit perspectief kunnen we ook toepassen op iemand die mediteert. De meditatie verloopt dan na elkaar door verschillende fasen, eerst een fase waarin men de aandacht op een zeker meditatieobject richt, dan één waarin men die aandacht gedurende langere tijd gericht houdt en vervolgens één waarin men volledig – niet langer bewust van zichzelf – wegzinkt in het meditatieobject. Maar er is ook een heel ander perspectief, het perspectief van de boom zelf. Men kan het zich eigenlijk alleen voorstellen door een combinatie van zelfwaarneming en wegdenken. De boom heeft geen ogen en kan zich dus geen voorstelling maken van een stam met machtig lover, steltwortels en vruchten. De intentionele processen van een boom kunnen dus niet gepaard gaan met zintuiglijke voorstellingen en zeker niet met visuele. De boom kan, mogen we aannemen, ook niet denken. Het vormen van een concept – door de boom zelf – op enigerlei wijze van een volwassen boom lijkt dan ook niet aan de orde. Maar de boom reageert op prikkels, zoals van vocht, van licht en van warmte. Na één warme zonnige voorjaarsdag, zien we dat er van alles bloeit, plotseling als bij toverslag, alsof ze erop gewacht hadden. Dat laat de mogelijkheid open dat de boom lust en onlust zou kunnen ervaren. Waarop zou – in een psycho-organisch universum – het cybernetisch terugkoppelingsmechanisme zich anders kunnen baseren? In ieder geval gebruiken we een zelfde soort redenering wanneer we, nadat we iemand hebben aangesproken en die persoon antwoordt ons op een manier die wij begrijpen, concluderen, dat die persoon onze vraag moet hebben begrepen, dus een wezen moet zijn dat behept is met verstand. Voor wie wel eens muziek maakt wil ik een ander gedachte-experiment voorstellen. Ook hier is sprake van een bijzondere vorm van wilsintentie. Laten we het simpele geval nemen van het spelen van een bekend deuntje en dat vergelijken met een 'normale' dagelijkse handeling. Als ik dorst heb, maak ik mij een voorstelling van het pak karnemelk in de keuken, vervolgens een voorstelling van een glas en zet mij aan het werk om die voorstellingen te combineren. De wil is hier duidelijk op een einddoel gericht. Hetzelfde ziet men bij stadsontwikkelaars die een prachtig plan op een tekentafel hebben, daar een stuk van een plattegrond bij pakken en die twee combineren door er wat mensen en bomen bij te fantaseren. Ze kunnen zich niet voorstellen dat dit voor een groep tevreden levende mensen een lijdensweg van tenminste dertig jaar impliceert. Een deuntje daarentegen pikt men op aan een voorbij waaiend fragment en het volgt zijn eigen weg tot het weer heel is. Er is een soort automatisch associërende reconstructie die niet bewust gepland wordt en waarbij de ene toon spontaan uit de andere voortvloeit. Toch zou men het deuntje niet reconstrueren als men het niet zou kennen. Je zou je kunnen afvragen in hoeverre je moet kunnen denken om te kunnen zingen. Het schijnt dat er een gevoelsmatige associatie is, die niet bewust op een doel gericht is maar er wel toe 'tendeert'. Dit 'er toe tenderen' zou men als een grensgeval van de wilsintentie kunnen beschouwen. Om weer terug te komen op het idee dat ik probeer te verhelderen, namelijk dat van het (innerlijk) perspectief van de boom, zou ik nu niet naar een gedachte-experiment willen wijzen, maar naar iets dat wel een routine genoemd mag worden. Het wilsproces zoals een boom dat zou kunnen gewaarworden, voelen, zo men wil, als een associërend 'toe-tenderen', heeft een pendant in de menselijke ervaring, nl. in de seksualiteit. Men weet dat het *more geometrica* (op de manier van de meetkunde met passer en liniaal), zoals de stadsplanner het doet, niet lukt. Het vooruitlopen van de wil op de gebeurtenissen moet worden ingetoomd in een 'toe-tenderen' van het ene gevoel naar het andere tot ze zwellend culmineren in een orgasme. Daarbij moet iedere vooruitgrijpende voorstelling worden losgelaten, omdat die noodzakelijk ten koste zal gaan van de gevoelsintensiteit. Toch is er onmiskenbaar een finale gerichtheid. De aandrift dringt steeds verder tot bewustzijn, tot haar zelfrealisatie in het genot. Deze vorm van willen verschilt gradueel – je zou kunnen zeggen, door een andere curve – van de alledaagse-doelen-intenties, maar niet principieel en bovendien vormt dit type van wilsbeweging de blijvende achtergrond en is ze de integrerende factor van en de drijvende kracht achter alle bewuste planmatige voornemens van het bewuste dagelijks leven. Of men nu de seksualiteit (*tamas*, genot) als de drijvende kracht in het bestaan beschouwt of de religie (*sattva*, veiligheid), beide typen van intentionaliteit zijn van hetzelfde type. De menselijke wilsactiviteit en ervaringswereld is in dit perspectief slechts een (door *kleśa's*) aangetaste variant van een soort wilsactiviteit en finaliteit die heel de natuur doortrekt. In dit perspectief zien we geen na-elkaar, maar hoe iets van binnen uit naar buiten treedt, hoe iets vanuit de diepte aan de oppervlakte komt, hoe iets zich ontplooit, ontluikt. Het zijn diep verankerde onbewuste drijfveren die langzaam bewust en werkelijk worden. Of ze zijn bewuste voornemens waarvan de omgeving geen weet heeft. Maar ze zijn er al lang voor ze aan het licht treden. Kortweg zou men kunnen zeggen: in het denken van Patañjali doorloopt ieder wilsproces drie dieptestadia: aandrift, voornemen en 'consummatie' *(ekāgratā)*. Dit perspectief is een ander dan het 'lineaire' perspectief van de tuinman, die pas weet wat er aan de hand is als hij het ziet. Er is een (toevallig) na-elkaar van momenten in de tijd, maar er is ook een in-elkaar van tot manifestatie dringende tijdsmomenten. In het eerste geval spreken we van gebeurtenissen, in het tweede geval van een proces. In de context van een proces is niets toevallig, is alles bepaald. In een proces is de tijd gesteld, eindig. Wie tijd heeft voor toevallige gebeurtenissen zit kennelijk niet in een proces.

Patañjali schetst het lineaire perspectief (van de tuinman) in de eerste vijf *sūtra's*. Hier kijken we (van buitenaf) naar iemand die mediteert en daardoor wijs wordt. Dan wijst hij ons erop hoe we die meditatie zelf kunnen toepassen op de verschillende niveaus van ons eigen bewustzijn, hoe we zowel in de diepte als aan de oppervlakte door meditatie een transformatie van onze persoonlijkheid kunnen bewerkstelligen. De meeste vertalers lezen *sūtra* 3.6 zo, dat ze daaruit menen te kunnen afleiden dat men het mediteren op steeds hogere niveaus van bewustzijn herhaalt. We klimmen een verdieping hoger, leggen daar hetzelfde lineaire traject af en klimmen weer een verdieping hoger, tot we op het dak staan en niet verder kunnen. In *sūtra* 3.13 maakt de schrijver echter duidelijk dat het hem om iets anders gaat. Hij heeft het proces van concentratie, zegt hij, toegelicht op drie verschillende niveaus die hij met name noemt en in het voorafgaande ook al bij name genoemd had. Het zijn die niveaus die ik boven in het Nederlands aanduidde als die van aandrift, voornemen en verwerkelijking/consummatie, de niveaus van diepte naar oppervlakte, van binnen naar buiten, de transformatieniveaus van kiem naar vrucht: kiem, spruit, vrucht. Meditatie, zegt de auteur in 3.6, oefent zijn werking uit op die drie niveaus. Dan behandelt hij die drie niveaus en legt uit wat concentratie/meditatie op elk van die niveaus doet. Hij behandelt de concentratie dus als een bijzonder intentioneel proces dat drie hoofdstadia doorloopt.

Hij beschrijft de concentratie als een kiem die rijpt in een vrucht.

In 3.9. begint Patañjali met wat hij de '*nirodhapariṇāma*' (bedwingingstransformatie) noemt. Later in 3.13. noemt hij dit niveau ook dat van '*dharma*'. Hij doelt hiermee op het intentionele (wils)proces van meditatie, een 'beheerst' wilsproces op diepteniveau. Wie zijn wil wil bedwingen moet haar kennelijk bij de 'wortels' aanpakken. Die wortels zijn de onbewuste disposities *(vāsanā)* en de zich erop baserende aandriften *(saṁskāra's)*. Naarmate men 'gedisciplineerd' handelt ontwikkelt men een dispositie tot gedisciplineerd, planmatig, d.i. gefaseerd handelen, dus niet gericht *op* een plan, zoals bij de stadsontwerper, maar *volgens* een plan. Dit handelen zal geleidelijk aan tweede natuur worden, een tweede natuur, die de eerste natuur van het 'graaihandelen' langzaam vervangt. Er wordt hier (of eigenlijk in 3.13) ook gesproken van het niveau van *dharma* (vorm), omdat de vorm van het hele wilsproces al in de kiem, de dispositie, de blauwdruk, het draaiboek vastligt. De transformatie op het niveau van deze disposities moet wel zijn voorbereid in de beoefening van de eerdere leden van de yoga, maar actieve bewuste concentratie versterkt de dispositie van discipline.

3.11. bespreekt de *samādhipariṇāma* (transformatie van het verdiepende denken, de verzinking). Hier is het intentionele proces in een stadium van bewuste gerichtheid op een object, betekenis of doel. Op dit niveau wordt de meditatie gekenmerkt door een verdwijnen van de aan het normale denken inherente neiging om van de hak op de tak te springen (in de vertaling 'verstrooidheid' genoemd) en het opkomen van *ekāgratā* (vertaald als 'toegewijde aandacht'). Dit is het meest kenmerkende van meditatie, omdat meditatie alleen als deze geconcentreerde toewijding bewust kan zijn. In het licht van het voorafgaande moeten we het in de eerste plaats wellicht zien als een bewust 'toe-tenderen' van het bewustzijn, in een associatie van bewustzijnsmomenten, naar haar doel, trance, de gevoelsaffirmatie van het bewustzijn, de (eenzame) zelfgenieting van het bewustzijn, zijn consummatie.

In 3.12. wordt deze consummatie of vervulling ook *ekāgratā* genoemd en is dan dat waarop de eerdere bewuste toewijding doelde. Deze vervulling of *consummatie* wordt, merkwaardig genoeg, gezien als een evenwicht. De trance is een (wankel) evenwicht tussen twee wilsbewegingen (voorgesteld als golfbewegingen), een waarin het gewone intentionele leven neergaat en een waarin het gedisciplineerde leven opkomt en het schuim al wegrollend verspat. De trance kan daarom niet het laatste doel van de yoga zijn, maar markeert de *overgang* van de bevangen (procesgebonden) naar de onbevangen (ontvankelijke) staat.

Het vervolg van het hoofdstuk staat in het teken van de *vibhūti's*, de 'buitengewone verworvenheden'. Breed wordt uitgemeten welke voordelen men kan hebben bij welk soort meditatie. Men kan zich in de meditatie op van alles richten en wie zich geconcentreerd op iets richt mag verwachten zijn doel te bereiken en daarvan de vruchten te plukken. De yoga beoogt echter niet het bereiken van vastgestelde, concrete doelen, maar zoekt een staat van innerlijke vrijheid. In dit verband noemt Patañjali twee meditaties. De eerste (3.47) is een concentratie op de natuur van het wilsproces en op de correlatie daarvan met het 'ik'. Het gaat hier dus om een concentratie op de aard van het wilsproces zelf. De tweede (3.52) is een concentratie op de momenten van de tijd. Deze twee meditatiewegen zou men als respectievelijk een *via negativa* en een *via positiva* van elkaar kunnen onderscheiden. De eerste moet het illusoire karakter van de wilsrelatie openbaren en leiden tot een doorzien van het spel dat het denken met ons speelt waarin een verondersteld ego zich richt op een niet gegeven doel. We laten ons dan niet meer door de zintuigen – onder leiding van het centrale zintuig, het denken – om de tuin leiden en brengen ze onder controle. Men houdt zich in de hand, wat wel hierop neerkomt dat men het verschil beseft tussen het waarnemende subject en zijn gewaarwording. Men overziet dan zijn levensloop – men staat er immers niet meer in – en wordt ontvankelijk – men heeft zijn oogkleppen afgelegd. Duurzaam vrij wordt men, wanneer men zelfs aan deze bevrijdende ervaringen niet hecht (3.49-50). Maar pas zelfs dan op om niet in maatschappelijke valstrikken (goed inkomen, hoge positie) te trappen. Daartegen is nu eenmaal niets bestand (3.51).

Langs deze negatieve weg: 'dit is het niet', bereikt men wat men zou kunnen noemen een 'vrijheid van'. Maar dat die vrijheid een affirmeerbare invulling heeft, vindt men langs de positieve weg. Al in het boeddhisme gold de concentratie op de conditionele samenhang van de in het heden uitmondende momenten van de tijd als belangrijk middel tot inzicht in de eigen natuur. Het vestigt de aandacht op de enkelvoudigheid van het moment waarin men aanwezig is, juist omdat het alle andere die er naartoe leiden in zich draagt en zo een uniek tijdspad baant (3.54). En juist het gewaarworden van het unieke is de ultieme zijnsaffirmatie, die hier *jñāna* wordt genoemd. In 3.52 heb ik *vivekajaṁ jñānam* vertaald als 'onderscheidend inzicht', waarbij *vivekajam* als een versteende uitdrukking wordt genomen en 'inzicht' als zijnsbesef. Letterlijk kan men hier lezen: 'een uit onderscheidend inzicht voortspruitende *gnosis*', en daar moet men dan zoiets onder verstaan als een intuïtieve bestaanszekerheid, hoewel ook deze omschrijving maar een deel van de lading dekt. De tekst wijst eigenlijk als oorzaak van deze *gnosis* niet slechts de concentratie op de tijdsmomenten aan, maar indirect ook de eerder genoemde *via negativa*. Deze *jñāna* of *gnosis* is het einddoel van de meditatie.

Ze wordt omschreven als een in hun zuiverheid samenvallen van ziel en gevoel, van waarnemer (*puruṣa*) en gewaarwording (*sattva*) en gelijkgesteld aan de staat van vrijheid (*kaivalya*).

3.1. deśa-bandhaś cittasya dhāraṇā.
3.2. tatra pratyayaikatānatā dhyānam.
3.3. tad-evārtha-mātra-nirbhāsaṁ svarūpa-śūnyam iva samādhiḥ.
3.4. trayam ekatra saṁyamaḥ.
3.5. taj-jayāt prajñālokaḥ.
3.6. tasya bhumiṣu viniyogaḥ.
3.7. trayam antaraṅgaṁ pūrvebhyaḥ.
3.8. tad-api bahiraṅgaṁ nirbījasya.
3.9. vyutthāna-nirodha-saṁskārayor-abhibhava-prādurbhāvau nirodha-kṣaṇa-cittānvayo nirodha-pariṇāmaḥ.
3.10. tasya praśānta-vāhitā saṁskārāt.

3.1. Concentratie begint met het richten van de wil op een enkel punt. Dit noemen we focusen.

3.2. Waar deze wilstoestand geheel en al op één doel gericht is spreken we van meditatie.

3.3. Wanneer ze slechts de zaak zelf weergeeft, ze zich a.h.w. niet meer van zichzelf bewust is, spreken we van 'meditatieve verzinking'.

3.4. Deze drie stadia tezamen noemen we concentratie.

3.5. Wanneer men die beheerst toont zich de luister van de wijsheid.

3.6. Deze concentratie heeft betrekking op (drie) verschillende *niveaus*.

3.7. De drie *stadia* van concentratie (beginnende concentratie, meditatie en meditatieve verzinking] worden wel 'binnenste leden' van de yoga genoemd, wanneer men ze ziet in verhouding tot de eerder genoemde aspecten van de yoga.

3.8. Maar ze worden ook als 'buiten-aspect' beschouwd wanneer men ze ziet in verhouding tot de 'kiemloze verzinking' (zeer diepe trance).

3.9. Op het niveau van de onbewuste neigingen (formeel niveau) is het proces van concentratie een ontwikkeling van de wil die leidt tot de controle over die onbewuste neigingen. Het bewerkt een vermindering van de neigingen die het gewone, begerige, leven kenmerken en een versterking van de goede neigingen, d.w.z. de geneigdheid tot discipline en zelfbeheersing.

3.10. Ook het rustig voortstromen van dit proces van concentratie is nl. bepaald door een geneigdheid.

3.11. sarvārthataikāgratayoḥ kśayodayau cittasya samādhi-pariṇāmaḥ.

3.12. tataḥ punaḥ śāntoditau tulya-pratyayau cittasyaikāgratā-pariṇāmāḥ.

3.13. etena bhūtendriyeṣu dharma-lakṣaṇāvasthā-pariṇāmāḥ vyākhyātāḥ.

3.14. śāntoditāvyapadeśa-dharmānupātī dharmī.

3.15. kramānyatvaḥ pariṇāmānyatve hetuḥ.

3.16. pariṇāma-traya-saṁyamād atītānāgata-jñānam.

3.17. śabdhārtha-pratyayānām itaretarādhyāsāt saṅkaras tat-pravibhāga-saṁyamāt sarva-bhūta-ruta-jñānam.

3.18. saṁskāra-sākṣāt karaṇāt pūrva-jāti-jñānam.

3.19. pratyasya paracitta-jñānam.

3.11. Op het niveau van het [beschouwelijke en verdiepende] denken (intentioneel niveau) bestaat het proces van concentratie in het verdwijnen van onsamenhangende verstrooiing en het opkomen van toegewijde aandacht.

3.12. Op het niveau van verwerkelijking (modaal niveau) bereikt het proces van concentratie een evenwicht tussen een wilsbeweging die opkomt en een die afloopt.

3.13. Hiermee is het proces van concentratie verklaard naar aard, doel en toestand (formeel, intentioneel en modaal niveau) zowel van het object als vanuit het subject gezien.

3.14. De bezitter van de vormen [het subject] past zich aan de [wezens]vormen aan die drijfveer en doel zijn van de wilsbewegingen, wanneer deze bedaren, opkomen of nog verborgen zijn.

3.15. Verschillende ontwikkelingsgangen vinden hun oorzaak in verschillende wilsprocessen.

3.16. Door zich te concentreren op de drievoudigheid [d.w.z. dat men bij ieder proces drie fasen moet onderscheiden] van veranderingsprocessen verwerft men de kennis van verleden en toekomst.

3.17. Er is een verwarring die ontstaat door een wederzijds identificeren van taaluitingen en betekenisvorming. Door zich te concentreren op hun onderscheid leert men de taal van alle levende wezens verstaan.

3.18. Door direct inzicht in zijn verborgen drijfveren verwerft men de kennis van vroegere geboorten.

3.19. Door zo inzicht te hebben in de eigen drijfveren begrijpt men ook de motieven van anderen.

3.20. na ca tat sālambanaṁ tasyāviṣayī-bhūtatvāt.
3.21. kāya-rūpa-saṁyamāt tad-grāhya-śakti-stambhe cakṣuṣ-prakāśāsaṁprayoge 'ntardhānam.
3.21a {etena śabdādy antardhānam uktam.}
3.22. sopakramaṁ nirupakramaṁ ca karma tat-saṁyamād aparānta-jñānam ariṣṭebhyo vā.
3.23. maitry-ādiṣu balāni.
3.24. baleṣu hasti-balādīni.
3.25. pravṛtty-āloka-nyāsāt sūkṣma-vyavahita-viprakṛṣṭa-jñānam.
3.26. bhuvana-jñānam sūrye saṁyamāt.
3.27. candre tārā-vyūha-jñānam.
3.28. dhruve tad-gati-jñānam.
3.29. nābhi-cakre kāya-vyuha-jñānam.

3.20. Omdat de wil van een ander niet [concreet] als object gegeven is, heeft men voor een begrip daarvan geen concreet houvast (d.w.z. men heeft geen directe toegang tot de bewustzijnstroom van een ander; de kennis ervan is dus louter invoelend).

3.21. Door concentratie op de lichaamsgestalte kan men zich verstoppen (of onzichtbaar worden), men blokkeert dan de eigen waarneembaarheid door het contact tussen het oog van iemand anders en het licht dat door de eigen gestalte wordt gereflecteerd te verbreken (door er iets tussen te plaatsen).

3.21a Daarmee is tevens gesproken over het laten verdwijnen van geluid en dergelijke.

3.22. Werk is of begonnen vrucht te dragen of nog niet begonnen vrucht te dragen. Door zich hierop te concentreren, of vanwege tekenen verwerft men de kennis van hoe men aan zijn eind zal komen.

3.23. Door zich te concentreren op vriendelijkheid en dergelijke verwerft men krachten.

3.24. Door zich te concentreren op krachten verwerft men de kracht van een olifant enz.

3.25. Door af te zien van schitterende plannen verwerft men de kennis van het niet zintuiglijk waarneembare, verborgene en verre.

3.26. Door zich te concentreren op de zon verwerft men de kennis van de aarde.

3.27. Door zich op de maan te concentreren verwerft men de kennis van de ordening van de sterren.

3.28. Door zich te concentreren op de poolster, verwerft men de kennis van de baan der sterren.

3.29. Door zich te concentreren op de navel, verwerft men de kennis van de bouw van het lichaam.

3.30. kāṇṭha-kūpe kṣut-pipāsa-nivṛttiḥ.
3.31. kūrma-nāḍyāḥ sthairyam.
3.32. mūrdha-jyotiṣi siddha-darśanam.
3.33. prātibhād vā sarvam.
3.34. hṛdaye citta-saṁvit.
3.35. sattva-puruṣayor atyantāsaṁkīrṇayoḥ pratyayāviśeṣo bhogaḥ parārthatvāt svārtha-saṁyamāt puruṣa-jñānam.
3.36. tataḥ prātibha-śrāvaṇa-vedanādarśāsvāda-vārtā jāyante.
3.37. te samādhau upasargā vyutthāne siddhayaḥ.
3.38. bandha-kāraṇa-śaithilyāt pracāra-saṁvedanāc ca cittasya paraśarīrāveśaḥ.
3.39. udāna-jayāj jala-paṅka-kaṇṭakādiṣv asaṅga utkrāntiś ca.
3.40. samāna-jayāj jvalanam.
3.41. śrotrākāśayoḥ saṁbandha-saṁyamād divyaṁ śrotram.

3.30. Door zich te concentreren op de keelholte verdwijnen honger en dorst.
3.31. Door zich te concentreren op de wervelkolom wordt men stabiel en standvastig.
3.32. Door zich te concentreren op de kruin (naad van de fontanel), verkrijgt men de correcte zienswijze.
3.33. ofwel, alles bereikt men door de aandacht erop te richten (het helder voor de geest te houden).
3.34. Door zich te concentreren op het hart leert men de wil kennen.
3.35. Hoewel er een volstrekte scheiding bestaat tussen de wil (d.w.z. louter gevoel) en de bewustzijnskern (als het gewaarworden daarvan), onderscheidt men ervaringen doorgaans niet van hun objecten, omdat ze 'op het andere gericht' (d.w.z. intentioneel) zijn. Door zich op de eigenlijke zin daarvan te concentreren verwerft men het besef van het bewustzijn als zodanig.
3.36. Dan manifesteren zich helderheid van geest, horen, voelen, zien, smaak en reuk.
3.37. Zij bemoeilijken de meditatieve verzinking, maar in gewone leven zijn het vermogens.
3.38. Door de oorzaken die de wil inperken te verminderen, door te beseffen hoe die wil te uiten, kan men een ander fysiek zijn wil opleggen.
3.39. Door beheersing van de uitademing kan men ongedeerd over water, moerassen, doorns en dergelijke gaan.
3.40. Door beheersing van de adem in de ingewanden bevordert men de spijsvertering.
3.41. Door zich te concentreren op de verbinding tussen ruimte en klank, scherpt men het gehoor.

3.42. kāykāśayoḥ saṁbandha-saṁyamāl laghu-tūla-samāpatteś cākāśa-gamanam.

3.43. bahir-akalpitā vṛttir mahāvidehā tataḥ prakāśāvaraṇa-kṣayaḥ.3.44.sthūla-svarūpa-sūkṣmāṇvayārthavattva-saṁyamād bhūta-jayaḥ.

3.45. tato 'ṇimādi-prādurbhāvaḥ kāya-saṁpat tad-dharmānabhighātaś ca.

3.46. rūpa-lāvaṇya-bala-vajra-saṁhananatvāni kāya-saṁpat.

3.47. grahaṇa-svarūpāsmitānvayārthavattva-saṁyamāt indriya-jayaḥ.

3.48. tato mano-javitvaṁ vikaraṇa-bhāvaḥ pradhāna-jayaś ca.

3.49. sattva-puruṣānyatā-khyāti-mātrasya sarva-bhāvādhiṣṭhātṛtvaṁ sarva-jñātṛtvaṁ ca.

3.50. tad-vairāgyād api doṣa-bīja-kṣaye kaivalyam.

3.42. Door zich te concentreren op de verbinding tussen ruimte en lichaam, en door te mediteren op lichte pluisjes, leert men door de ruimte te gaan.

3.43. Een wilsbeweging die zich niet op uiterlijke dingen richt geldt als een die groot is door het ontbreken van materieel belang. Zo'n wilsdaad vernietigt de bedekking van het licht.

3.44. Door zich te concentreren op de zin van de eigenlijke natuur van materie en haar verbinding met het immateriële [energie] verkrijgt men macht over de elementen.

3.45. Dan treden o.m. de kleinste dingen aan het licht, verwerft men lichamelijk welzijn en duurzame gezondheid.

3.46. Dat lichamelijk welzijn omvat een schone gestalte, aantrekkelijkheid, kracht, gehardheid en robuustheid.

3.47. Door zich te concentreren op de zin van de eigenlijke natuur van het wilsproces (als gericht op) en haar correlatie met het 'ik', krijgt men macht over de zintuigen.

3.48. Dan verwerft men een houding die zich niet [langer] op de zintuigen verlaat; men wordt snel van begrip en meester over de eigen natuur.

3.49. Alleen hij die het verschil weet tussen het waarnemende subject en zijn gewaarwording (d.w.z. wat zich voor dat subject als gevoel bewust wordt), overziet heel zijn levensloop en is voor alles ontvankelijk.

3.50. Door zich zelfs daarvan te onthechten, wanneer de kiemen van zijn gebreken zijn vernietigd, wordt hij vrij en onafhankelijk.

3.51. sthāny-upanimaṇtraṇe saṅge smayākaraṇaṁ punar-aniṣṭa-prasaṅgāt.
3.52. kṣaṇa-tat-kramayoḥ saṁyamād viveka-jaṁ jñānam.
3.53. jāti-lakṣaṇa-deśair anyatānāvacchedāt tulyayos tataḥ pratipattiḥ.
3.54. tārakaṁ sarva-viṣayaṁ sarvathā-viṣayaṁ akramaṁ ceti viveka-jaṁ jñānam.
3.55. sattva-puruṣayoḥ śuddhi-sāmye kaivalyam iti.

3.51. Wanneer hij dan wordt uitgenodigd door hooggeplaatsten laat hij zich dan niet verwaand gaan voelen door met hen om te gaan, omdat dit ongewenste gevolgen heeft.

3.52. Door zich te concentreren op de tijdsmomenten en hun opeenvolging komt hij tot onderscheidend inzicht.

3.53. Dan wordt hij zich bewust van een onderscheid tussen twee wilstoestanden die afgezien van hun tijdsverschil gelijk zijn, aangezien ze wat soort, uiterlijk of plaats betreft niet verschillen.

3.54. Zoals het reddende vlot dat alle dingen draagt en zoals het moment dat alle tijden tot object heeft, zó is het onderscheidend kennen.

3.55. Wanneer zo de gewaarwording en het waarnemen (de waarnemende subjectiviteit) in hun zuiverheid samenvallen, dan noemt men dat uiteindelijke vrijheid.

Commentaar

3.1. *Dhāraṇā*, meestal vertaald als 'concentratie', wordt hier weergegeven met 'beginnende concentratie'. Ik heb 'concentratie' gereserveerd als vertaling van *saṁyama*. Zie 3.4.

3.2. Het stabiliseren van en aanhouden van *dhāraṇā* is *dhyāna*, hier (en meestal) aangeduid als meditatie, hoewel men dit woord ook voor *saṁyama* zou kunnen gebruiken. Maar we hebben termen nodig om drie stadia van meditatie te onderscheiden. *Dhāraṇā* is dus het richten van de aandacht, *dhyāna* iets in de aandacht vasthouden. Kenmerk van *dhyāna* is dat men zich daarbij bewust blijft van een subject dat de aandacht richt en een object waarop die aandacht is gericht.

3.3. *Samādhi* geef ik, net als in hoofdstuk 1 weer door 'absorptie' of 'verzinking'. Verschil met *dhyāna* is dat in *samādhi* de subjectzijde in de meditatie uit het zicht raakt, het subject a.h.w. opgaat in het geïntendeerde object of de geïntendeerde betekenis. Vandaar 'verzinking'.

3.5. 'Wijsheid', vergelijk 1.48.

3.6. Hier missen de meeste vertalers het punt. Feuerstein vertaalt: 'de voortgang is gradueel' (the progression is gradual). Anderen spreken over sferen maar kunnen niet aangeven om welke 'sferen' het gaat. Zoals Feuerstein zelf aangeeft betekent *viniyoga* geen 'voortgang', maar '*application*', bijvoegelijk gebruikt, 'toepasbaar'. M.i. staat dit *sūtra* niet op zichzelf maar wijst vooruit naar de volgende tot en met 3.13, waar de niveaus worden besproken waarop de concentratie werkt. De vertalers gaan merkwaardig genoeg voorbij aan de zo dikwijls benadrukte Sāṁkhya-achtergrond van het yoga-denken.

Een belangrijke doctrine van het *Sāṁkhya* is het zgn. *satkārya-vāda*, de leer dat het gevolg al in de oorzaak aanwezig is en daaruit door een proces van evolutie te voorschijn komt. Zo ziet men de vijgeboom al besloten liggen in de vijg. Maar belangrijker is *sat-kārya-vāda* als een psychische observatie, nl. als een beschrijving van de ontwikkelingsgang van een intentioneel proces *(vṛtti)*. Dit begint met een prikkeling onder de bewustzijnsgrens, openbaart zich dan als een 'vector-gevoel' en concretiseert zich in een bewuste voorstelling. Die motiveert het handelen en het handelen verwerkelijkt de voorstelling in een daadwerkelijke genieting van een ervaring. Concreet: een onmerkbare druk uitgeoefend door de maag, wordt bewust als 'trek', die kristalliseert in de voorstelling van een ontbijt, dat men vervolgens klaarmaakt en daarna consumeert. We zien hier één proces dat vanuit een seminale fase tot rijping komt. En dat proces verloopt op verschillende niveaus *(bhūmi)*. Over die niveaus gaat het hier. We moeten hier een aantal eerder genoemde begrippen ter sprake brengen. Ten eerste '*dharma*' (vorm) het patroon, de wetmatigheid die een proces in zijn geheel beheerst, dus het ongemanifesteerde dát evolueert. Dit patroon manifesteert zich in de vorm van aandrift (motivationele disposite, *saṁskāra*). Deze wordt bewust in een voornemen *(saṁkalpa)* gepaard aan een voorstelling *(vikalpa)* en mondt ten slotte uit in een actuele wilsverzadiging (meestal: *bhoga*), maar de technische term in de Yogasūtra's is *pratyaya* (wilstoestand). We hebben hier drie 'aggregatietoestanden' van de wil, van ongemanifesteerd, via gepland tot daadwerkelijk. Patañjali poogt nu te zeggen dat ook de concentratie deze drie niveaus doorloopt. Ze werkt op alle drie de transformatieniveaus (in het vervolg aangeduid als '*pariṇāma*'), waarbij ze eerst op het vlak van aandrift of dieptemotief begint, vervolgens bewust wordt als een mentale wilsinspanning en uiteindelijk uitmondt in een beleving die de persoonlijkheid verandert.

3.8. Kiemloze absorptie, zie 1.51. Men kan volledig opgaan in het object van meditatie, vervolgens dit object zelf oplossen in de wil waaruit het is gevormd en aldus wegzinken in de leegte. Maar dit is slechts de uitwerking van één enkele intentie. Die kan verdrongen worden door geheel anders gemotiveerde intenties. Een geur die de neus binnendringt kan volstaan om beelden op te roepen uit het verleden en verlangens te wekken die het handelen in een volstrekt andere richting drijven. Daarom geldt *samādhi* pas als kiemloos wanneer de oorzaken van leed- en binding oproepende intenties, de aantastingen *(kleśa's)* die verankerd zijn in *kleśa-karman* uit de persoonlijkheid, het transmigrerend bewustzijn *(āśaya)* zijn gedelgd. Dit kan alleen wanneer de *samādhi* zelf habitueel, tot dispositie, is geworden, omdat aldus 1.51. een dergelijke dispositie het *kleśa-karman* compenseert.

3.9. 'Het niveau van bedwinging' *(nirodha-pariṇāma)* is het eerste niveau waarop concentratie zijn uitwerking heeft. We spreken hier over de dieptedimensie van de 'wil', nl. die dimensie waar wilsprocessen hun aanvang vinden in onbewuste disposities. Men krijgt deze disposities onder controle in een geleidelijk proces waarin 'natuurlijke' disposities zwakker worden (door ze niet door eraan toegevend handelen te voeden) en 'disposities van beheersing' sterker (door beoefening van yoga en meditatie). Dat kan, omdat yoga en meditatie ook een vorm van handelen zijn die 'impregnaties', retenties *(vāsanā's)* achterlaten, die op hun beurt weer werkzaam worden als motivationele disposities *(saṁskāra's)*.

3.10. Alle processen, dus ook het proces van verzwakken van natuurlijke (spontane) en het versterken van controle disposities, zijn zelf weer geconditioneerd door disposities. Waar dit proces zich voordoet, moet het dus al eerder voorbereid zijn. De marge van het menselijk handelen is beperkt door vroeger handelen en vooruitgang kan slechts gemaakt worden door binnen die marges een goed gebruik te maken van dat beetje vrijheid dat er is. Dit betekent ook dat conditionering door disposities nooit kan worden opgevat als een volledige determinering. Dan zou alle inspanning zinloos zijn, ook yogabeoefening en meditatie.

3.11. Hier komt het tweede niveau waarop meditatie-concentratie werkzaam is ter sprake. Eerder sprak ik van het bewust worden van een aandrift in een voornemen en voorstelling. Hier kunnen we beter spreken van het rijpen van oefening in concentratie. Net als ieder intentioneel proces is ook de meditatie gericht. Ze doelt dus op iets dat als voornemen en voorstelling bewust wordt. Het verschil met normale intenties is, dat ze niet spontaan opwelt maar bewust wordt geënsceneerd. De intensiteit van de voorstelling wordt zo opgevoerd dat het subject erin opgaat. Dit werd eerder gedefinieerd als *samādhi*. Deze *samādhi* is dus eigenlijk pas het tweede niveau van het intentionele proces dat op bedwinging *(nirodha)* doelt. Het wacht nog altijd op een verwerkelijking. Ik noem dit voor de duidelijkheid, het niveau van het denken of het intentionele niveau. Kenmerk van voortgang op dit niveau is dat het denken steeds minder van de hak op de tak springt (verstrooidheid, verstrooiing) en zich voortdurend vaster richt op een enkel doel. Vrijheid kan zich alleen realiseren d.m.v. vastbesloten keuze. '*Sarvārthatā*' vertaal ik hier als verstrooidheid, verstrooiing, van de hak op de tak springen, een je naar alle dingen richten. '*Ekāgratā*' is hier het je op één ding richten, vertaald als 'toegewijde aandacht'.

3.12. Op het laatste niveau, dat van de verwerkelijking van de intentie, spreekt Patañjali van het niveau van *ekāgratā* (*ekāgratā-pariṇāma*). Hier moet iets anders bedoeld zijn dan met het *ekāgratā* van het vorige *sūtra*. Daar betekende het dat de aandacht volledig geconcentreerd was op één iets maar áls voorstelling, denken. Hier moet gedoeld zijn op de verwerkelijking van de meditatie in een actuele ervaring. Ik vertaal *ekāgratā-parimāma* hier daarom met 'niveau van vervulling'. Dit is niet het niveau van *saṁskāra* (bedwinging) of van *saṁkalpa (samādhi)*, maar van *bhoga* of *pratyaya* (hier: *ekāgratā*). Het is de culminatie van het intentionele proces van de concentratie en bestaat in een balans tussen de lopende intentionele processen onderling op het niveau van hun uitwerking in de ervaring. Dat moet een beleving zijn van een intense vrede of rust.

3.13. De niveaus van *nirodha-*, *samādhi-* en *ekāgratā-pariṇāma* worden hier opnieuw genoemd onder andere namen. Het niveau van *nirodha* of *saṁskāra* wordt hier aangeduid als *dharma-pariṇāma*, het niveau van 'vorm', de al in de aandrift gelegen blauwdruk voor intentionele verwerkelijking, het proces van verwezenlijking van een behoefte en verlangen, het niveau van *samādhi*, *saṁkalpa*, als dat van *lakṣaṇa* (kenmerk, hoe iets zich aan het denken toont), het niveau van *ekāgratā*, *pratyaya* als *avastha* (toestand). Daarmee is het proces aangeduid naar subjectszijde en objectszijde, met betrekking tot de zintuigen *(indriya)* en de wezens *(bhūta)*. Namelijk in 3.9, 3.11 en 3.12 werd door het gebruik van resp. de termen *nirodha*, *samādhi* en *ekāgratā* de subjectieve greep op het intentionele proces beschreven, in 3.13 wordt middels de termen *dharma*, *lakṣaṇa* en *avastha*, de objectieve zijde aangeduid. Merk op dat we *pratyaya* ook al vertaalden als toestand, net als *avastha*. Dat heeft een logica: in de culminatie van een proces wordt de spanning tussen het subjectieve en objectieve opgeheven. Iedere actualiteit, actuele ervaring, genieting is de opheffing van een spanning die het karakter heeft van een potentie.

3.14. Husserl schetste de correlatie die bestaat binnen een intentioneel proces met de woorden: ego-cogito-cogitatum. Zo is de relatie *saṁkalpa-lakṣaṇa* die tussen *cogito*, het 'ik richt mij mentaal op' en *cogitatum*, 'dat waarop ik mij mentaal richt'. Patañjali introduceert hier het transcendentale ego, de loutere functie van het waarnemen als *dharmin*, de bezitter van de vormen *(dharma's)*. Dit 'volgt' de wisselingen van de *dharma's* (vormen), wanneer het, door zich telkens van een andere essentie bewust te zijn, als het ware de vormen van die essenties aanneemt.

3.15. Hier maakt Patañjali het onderscheid tussen een 'proces' *(pariṇāma* of *vṛtti)* en een sequentie *(krama)*. Het proces is een naar verwerkelijking strevende ontwikkeling dat duidt op het geheel van een wilsbevrediging. De beweging is hier van onder naar boven, van niet-manifest naar manifest. Van onbewuste roerselen tot 'genietende extase'. Wat zich hier laat onderscheiden zijn fasen van hetzelfde proces die worden gekenmerkt door één vast patroon. '*Krama*' is sequentie, de horizontale beweging op één niveau, zoals b.v. dat van de actualiteit. Op dit niveau vinden we achter elkaar vergelijkbare fasen van verschillende processen. We vinden hier dus geen innerlijke ontwikkeling van dezelfde maar een afwisseling van verschillende processen. Deze afwisselende voorvallen conditioneren elkaar weliswaar, maar veroorzaken elkaar niet direct zoals een *saṁskāra* (wilsdispositie) een *saṁkalpa* (voornemen) veroorzaakt en *saṁkalpa* een daad (*karman*) en een daad een ervarings- (of wils-) toestand (*pratyaya*), of zoals een embryo een baby, een baby een kleuter, een kleuter een adolescent etc. Dat zijn allemaal fasen van één persoon, geen opeenvolgende personen. Sequenties worden echter bepaald door de processen die er aan ten grondslag liggen. Andere processen, andere sequenties! Anders gezegd: sequentie is wat wij van een ander zien, proces is wat die ander beweegt.

3.16. Nu volgt een parade van verschillende meditaties met hun objecten en gevolgen. De ene meditatie leidt tot deze, een andere tot gene 'vervulling'. Van het één komt het ander. Om te beginnen, door zich op de universele drievoudigheid van roersel, voornemen en vervulling te concentreren, leer je in te zien, dat je oogst wat je gezaaid hebt. En aangezien bekend is wat je gezaaid hebt, ken je de toekomst. Wie tarwe zaait mag geen rijst verwachten. We kennen de toekomst omdat we die sturen en aan wat er is, zien we wat er was. Als we een ui oogsten weten we dat er geen aardappel gezaaid was. We kunnen de gevolgen van onze intenties kennen.

3.17. Door teken en betekenis te onderscheiden en daarmee tevens hun betrekking vast te stellen, leert men signalen te duiden. Wie de kunst van het interpreteren oefent, leert te verstaan.

3.18. Een toepassing van 3.16 in het kader van de idee van wedergeboorte.

3.19–3.20. 3.19 borduurt m.i. verder op 3.18. Wanneer men zichzelf in de eigen ontwikkeling (dispositie, handelen) begrijpt kan men mutatis mutandis ook anderen in hun ontwikkeling begrijpen, en wel door invoeling, empathie; 'appresentatie' zou Husserl zeggen.

3.21–a Men interpreteert dit meestal als een meditatie om lijfelijk onzichtbaar te worden, maar dan wel op een bovennatuurlijke manier. Daarom vertaalt men *antardhāna* door 'onzichtbaarheid', maar het komt van *antar* 'tussen' en *dhā* 'zetten', 'onzichtbaar worden' dan kennelijk door iets tussen jou en het oog van de ander in te plaatsen. Wie wel eens verstoppertje gespeeld heeft, weet er alles van. Probeert Patañjali erop te wijzen, dat, als je je bewust bent van je eigen gestalte, je precies weet welk object je voor een persoon komend van een zekere richting aan het oog kan onttrekken? Je kunt je afvragen of zoiets triviaals wel in de *sūtra's* thuishoort. Voor mensen die wel eens de sterke arm achter zich aankregen – en het is niet ondenkbaar dan yogi's tot die categorie behoorden – was het misschien helemaal niet zo triviaal. Op grond van de etymologie van *antardhāna* en het gebruik van het woord *stambha* – het gaat om een tegenhouden van het licht en niet om een doorlaten ervan – lijkt me mijn vertaling goed verdedigbaar.

Feuerstein meent dat het *sūtra* een verklaring wil geven voor bepaalde verschijnselen die verband houden met hypnose.

3.23–3.24 Concentratie op boeddhistische deugden: *maitrī, karuṇā, muditā, upekṣā,* vriendelijkheid, mededogen, opgewektheid en gelijkmoedigheid. Daardoor zou men vermogens, *bala's*, verwerven, zoals de 'kracht van een olifant?'

3.25–3.30. We vervallen allengs in een 'reclame' voor verschillende deugden en meditaties. Uitgangspunt: wie het principe doorgrondt, kent alles dat door dit principe bepaald is. Veel refereert hier aan passages in de Oepanishaden.

3.31. De raadselachtige *kurma-nāḍi*, hier vertaald als 'wervelkolom'. Meestal wil men hier graag iets *kuṇḍalinī-* of tantra-achtigs lezen. Er is geen duidelijke aanwijzing dat Patañjali zoiets als de latere *cakra's* of *nāḍi's* voor ogen heeft. Een *cakra* is gewoon iets ronds, een *nāḍi* iets langs, een kanaal. Dat kan van alles zijn, een bloedvat, een zenuwbaan. Tot nu toe heeft P. het gehad over duidelijk localiseerbare lichaamsdelen. Een navelrondje hoeft geen 'energiewerveling' te zijn, een keelholte evenmin. Moeten we dan bij *kurma-nāḍi* (lett. schildpadkanaal) per se aan iets mystieks of althans iets 'etherisch-energetisch' denken? Een schildpad is rond, een kanaal of rivier is lang, wat dit betreft botsen de twee begrippen. Maar een schildpad heeft een hard pantser. En mensen hebben iets langs, dat goed als *nāḍi* aangeduid zou kunnen worden, en dat tevens een pantser heeft, het ruggemerg omgeven door de wervelkolom. Yogaleraren kunnen er niet vanaf blijven, en aangezien dat een oorzaak in het verleden moet hebben (3.16) ... Ik waag het erop: 'wervelkolom'. Deze zorgt immers voor stabiliteit.

3.32. *murdhajyotis* = *brahmarandra*, dat is de kruin waar de fontanel gesloten is. '*Jyotis*' moet hier dus niet als 'licht' worden vertaald omdat het met *murdha* samen een welgedefinieerd begrip vormt.

3.33. Is dit vermogen iets helder voor de geest te houden (*pratibha*), misschien hetzelfde als de verwijdering van het scherm dat het licht tegenhoudt in 2.52?

3.34. Aangezien de wil het hart uitmaakt, uit het hart komt.

3.35. *Sattva, buddhi*, gewaarwording, gevoel als zodanig, zuivere wil, is volstrekt verschillend van het waarnemen ervan (*puruṣa*, de persoonskern, transcendentaal ego). In het ervaren kan men dit bewustzijn niet scheiden van zijn object. Dit intentionele ervaren heeft immers de structuur ego-cogito-cogitatum, waarbij ego en cogitatum, bewustzijn en doel, slechts onderscheidbare polen ván de ene ervaring zijn. Dat komt door het intentionele karakter van de ervaring. Ervaring richt zich op iets anders, dat ligt in haar structuur. Door die structuur in te zien beseft men waaruit de ervaring is 'geconstitueerd' en komt men tot haar transcendentale vooronderstellingen: *puruṣa* en (zuivere) wil (*sattva*).

3.36. Dit vat ik zo op dat men, wanneer men deze 'transcendentale reductie' doorvoert men in staat is de gewaarwordingen als zodanig te vatten zonder die op te vatten als een verwijzing naar een die ervaring transcenderend object. Normaal zien we een groene trui en hebben we geen 'groengewaarwording'. Als we de interpretatieve, d.w.z. de intentionele, doelende werking van de geest/wil kunnen uitschakelen hebben we wel groengewaarwording, helderheidsgewaarwording, ja zelfs schoonheidservaring, want ook die is immanent aan de ervaring zelf. Overigens komt in het *sūtra* het woord *vārta* voor, dat ik in navolging van *Vyāsa* maar als 'reuk' vertaal, gezien de context. Maar noch dit woord, noch de betekenis worden ergens lexicografisch geboekstaafd. Corrupte tekst? De meeste vertalers lezen hier weer iets wonderbaarlijks, spontane generatie van sense data. Het horen van klanken en het zien van kleuren etc. zonder objecten die die klanken e.d.

veroorzaken. Er zou een carillon in ons hoofd beginnen te beieren bij de minste poging tot filosofische reflectie. U bent gewaarschuwd.

3.37. Veelheid van gewaarwordingen belemmert de concentratie. Daarom begint men de meditatie door zich op een punt te concentreren en daarmee de veelheid van indrukken buiten te sluiten. Diezelfde gewaarwordingen zijn in het dagelijks leven de bakens waarop we ons oriënteren. Meditatie vergt ontlediging, leven vulling.

3.38. De bedenkelijke kanten van een sterke wil! De meeste yoga-interpreten is dit echter niet eng genoeg. Zij staan erop als een zombie – als demonen in een kudde zwijnen! – volledig bezit te nemen van andermans lichaam om zich daarmee b.v. te buiten te gaan aan het lichaam van diens vrouw, en vertalen dit *sūtra* dienovereenkomstig. Al in de Indiase traditie wordt gewag gemaakt van een discussie tussen de celibatair levende Śaṁkara en de gehuwde Maṇḍana Miśra, beide advaitins. Toen het gesprek op het punt was aangeland waar men elkaars alwetendheid ging betwisten, kwam mevrouw Miśra haar man te hulp. ‘Alwetend?’ maar wat wist meneer van vrouwen? Voor Śaṁkara het moment van de grote truc. Hij hees zich in het vel van een monarch en ging spelevaren in zijn harem en beschikte in één nachtje over meer kennis dan die arme Maṇḍana met zijn ene vrouw in een heel leven zou kunnen vergaren. Fantasie kent geen grenzen!

3.39. Nu echt iets wonderbaarlijks! Helaas staat er ‘gaan’, niet ‘lopen’. Dus zwemmen, varen, zware schoenen; het behoort tot de mogelijkheden. Nu waren dit soort ondernemingen vroeger niet zonder gevaar. Men moest op zijn quivive blijven en onder alle omstandigheden zijn kalmte bewaren. Ademhalen!

3.40. Men geloofde dat adem op één of andere manier over het hele lichaam werd verdeeld. Ook wist men al dat vuur lucht nodig heeft. In de Oepanishaden verwondert men zich al over het verschijnsel van de spijsvertering, dat men aanduidt als *Agni Vaiśvānara.* Zoals wij, geloofde men dus ook in India al vroeg dat voedsel wordt 'verbrand'. Een bepaald soort ademhaling moet daarvoor de lucht leveren. Deze wordt *samāna* genoemd. Andere interpreten denken bij dit *sūtra* wel aan een innerlijk vuur dat '*tapas*' wordt genoemd, en leggen niet het verband met de spijsvertering. Ik denk dat we niet te ver moeten zoeken en dat het gaat om het praktisch nut dat sommige oefeningen kunnen hebben zonder dat het om buitengewone of bovennatuurlijke dingen gaat. Gezond en in leven te blijven was in de oudheid, en trouwens ook nog tegenwoordig, al wonderbaarlijk genoeg.

3.41. *Divya śrotra,* 'goddelijk gehoor', wordt inderdaad doorgaans beschouwd als het horen van dingen die niet in de nabijheid gezegd worden. Maar als we dat vermogen al, zoals de commentator wil, onder 3.36 hebben verworven, waarom verwerven we dan nu nogmaals wat we al hebben? *Divya* kan ook worden gebruikt in de zin van 'voortreffelijk, uitmuntend, uitstekend, eminent'. Waarom zou dat hier niet kunnen?

3.42. Ook hier weer: het verschil in betekenis tussen 'door de lucht vliegen' en 'door de ruimte gaan', misschien zelfs 'ruimtebeleving', kan significant zijn.

3.43. Vergelijk 2.52, 3.33. Misschien kan men als men vrij ademhaalt en frank en vrij in de wereld kijkt, zonder vooringenomenheid, men die helderheid en openheid vinden waardoor men zich kan concentreren. Men kan ook denken aan 1.43, dat de overgang naar de meer systematische vormen van meditatie markeert.

3.44–3.45. Daarom leven we nu in het computertijdperk! Maar Patañjali bedoelde het hier niet technisch maar medisch zoals blijkt uit de illustratie in 3.45, 3.46. De vertaling 'duurzame gezondheid' kan speculatief schijnen. Maar dan moet men beseffen dat men *dharma* hier kan lezen als deugden in de zin van deugdelijkheden, positieve eigenschappen, en dan in verband met het voorafgaande, deugdelijke eigenschappen van het lichaam, d.i. gezondheid. Die is *anabhighāta*, niet aangetast, of niet voor aantasting vatbaar, m.a.w. duurzaam.

3.47. Vergelijk 2.54, 55. Maar ook de correlatie met 3.44. 'Macht over de zintuigen', naast 'macht over de elementen'. In 3.44. ging het om de correlatie tussen energie en materie, hier om die tussen het 'ik' (niet het transcendentale, maar de aandoening) en de waarneming (als een bewustzijn van). Evenals de energie verantwoordelijk is voor de vorm die de materie aanneemt, is het ego verantwoordelijk voor de vorm die de waarneming aanneemt. De waarneming grondt dus niet in de objectiviteit, een wereld op zich. Wie weet door welke factoren het ego de waarneming bepaalt, kan die waarneming beheersen en heeft dus macht over de zinnen. Vroege psychologie tegenover vroege medische wetenschap, kennis van de geest vult de kennis van het lichaam aan. Beide sferen staan voor P. niet los van elkaar. Ieder intentioneel proces is dubbel, ten eerste doelt het op verwerkelijking (conatief, wilsproces) en ten tweede op waarheid (intellectief, begripsvorming), dit op grond van de twee tegengestelde maar op elkaar betrokken elementen van zuiver bewustzijn *(draṣṭṛ)* en zuivere wil *(citi)*. Beide zijn hetzelfde proces in een ander opzicht. De vormende energie is de door *saṁskāra's* bepaalde wil, de betekenissen vormende zingever is het ego.

3.48. Beheerst men zich in daden en denken, dan is men meester over zijn gehele natuur (*pradhāna*, het substraat), niet slechts over lichaam en psyche.

3.49. Wie de twee kanten van zijn natuur, het conatieve, de wilskant en het intellectieve, de perceptieve kant als *puruṣa* en *sattva* kan onderscheiden die beheerst niet alleen zoals in de eerdere *sūtra's* uiteengezet zijn natuur, zijn *pradhāna* of lichaam van transmigratie *(āśaya)* maar overziet dat ook van intellectieve zijde, als een soort opziener/opdrachtgever (tussen het willen en kennen in). Maar ook staat hij voor dat alles open als niet-betrokken toeschouwer. De persoon valt dus eigenlijk in drieën uiteen: de schouwer, de schepper en de opzichter, waarbij de laatste een tussenpositie inneemt. Dit is vreemd, want je zou denken dat zo'n tussenpositie alleen mogelijk is door een verwarring van de twee en die is, zoals gesteld opgeheven door juist onderscheid. Kennelijk is er een verschil tussen een pathologische verwarring en een gespeeld personage die zijn rol kent maar weet dat hij niet zijn rol is.

3.50. Wanneer men zich van dit *pradhāna*, dit persoonssubstraat onthecht en alle zaden van kwaden *(doṣa-bīja)* zijn vernietigd, bereikt men uiteindelijke vrijheid of ultieme distantie (*kaivalya*).

3.51. *Vyāsa* laat zijn fantasie weer de vrije loop door deze hooggeplaatsten voor te stellen als hemelse dames die de yogi tot hemelse lusten proberen te verleiden. De ware betekenis komt men ook al in de Confessies van Augustinus tegen. De natuurlijke associatie bij 'hooggeplaatsten' moet de enig juiste zijn: mensen met macht, economische en politieke invloed. Als je je daarmee inlaat, kun je je nieuw verworven vrijheid wel vergeten. Dus is een welgemeende waarschuwing op zijn plaats.

3.52–3.53. Hoe onthecht men zich van het *pradhāna*, het persoonssubstraat? Eerder is gesteld dat het onderscheid tussen *puruṣa* en *sattva*, transcendentale waarnemer en gewaarwording essentieel is. Dit is een onderscheiding tussen twee sferen *(viveka)*, een uiteen houden ervan. Het actuele bewustzijn op basis van dit onderscheid *(viveka-ja jñāna)* gaat nog iets verder. Het vereist nog een afsluitende meditatie en wel op de opeenvolging van de tijdsmomenten *(kṣaṇa)*. Eerder maakten we een onderscheid tussen processen en sequenties. Processen bestaan uit fasen van een en hetzelfde. Men zou dus eigenlijk moeten ontkennen dat ze uit losse momenten bestaan. Sequenties bestaan uit momenten die geen noodzakelijke innerlijke verbinding met elkaar hebben. Zij volgen elkaar op, maar zijn niet innerlijk met elkaar verbonden. Sequenties ziet men pas als men het doel kan loslaten. David Hume zag in twee tegen elkaar stuitende biljartballen alleen een vóór en na van beweging, maar geen oorzaak die de ballen doet keren. Dat komt, zei Kant, omdat wij die oorzaak erin leggen op grond van de structuur van ons denken. Op grond van een hardnekkige gewoonte zegt Patañjali met David Hume. Maar zelfs van een hardnekkige gewoonte kunnen we ons bevrijden. Dan kunnen we opeenvolging zien en tijd waarnemen. Normaal gesproken nemen we geen tijd waar maar stellen, projecteren we die. Wanneer ik een vast doel voor ogen heb is de tijd in de wachtstand gezet, zij kan niet meer van moment tot moment vervlieten, maar staat als het ware stil tot ik er ben, tot ik weer boven (water) kom in de tijd. Deze belemmerende greep op de tijd komt door de ontkenning van opvolging door de intrinsieke eenheid van een intentionele oorzaak-gevolg-relatie. Mijn aandrift zál de oorzaak zijn van mijn bevrediging. Deze intentie overmeestert alles dat in zijn weg staat, nl. de vrije associatie van moment tot moment, waarbij slechts die conditie geldt dat het volgende het vorige als uitgangpunt neemt. Door juist onderscheid, mogelijk door een onbevooroordeelde blik zoals van David Hume (en daar moet hij aldus P. voor hebben geoefend – biljarten is een zeer meditatieve bezigheid), kan men niet slechts beginselen onderscheiden maar ook momenten loslaten en ze zo losmaken. Ieder moment krijgt een temporele individualiteit toegewezen die haar uniek, onherleidbaar maakt. Deze temporalisatie dé-universaliseert. Als wij iets zien, zien we doorgaans niet, maar projecteren een betekenis, we schrijven aan het gegevene een functie toe. Daarmee leggen we het als iets algemeens vast. Ik kan een boek zien en nog een boek zien. Maar u die dit leest weet niet welk boek ik hoe, wanneer en waar zie. Hoe ik mijn algemeenheid die ik waarneem ook preciseer, ik kom niet tot de uniekheid. Door een betekenis, een functie te projecteren vervang ik de uniekheid van mijn waarneming al door een schema, ik filter de uniekheid weg. Een echt onbevangen blik projecteert geen functie en filtert dus niet en ziet derhalve het ene boek als een volstrekt andere werkelijkheid dan het andere. Dit is *viveka-ja jñāna*, inzicht, bewustzijn, dat grondt in het uiteenhouden van bewustzijn als zodanig en gewaarwording. Want dan is de intentionele blik – met het doel voor ogen – opgeschort. Zonder doel geen functie, geen betekenis, geen algemeenheid. Er is dan hooguit gelijkenis. Maar twee gelijkenden, of zelfs gelijken, worden altijd door tijd of plaats singulier. Zo zou men theoretisch zelfs twee volkomen gelijke wilstoestanden uit elkaar kunnen houden (3.53).

3.54. Dit onbevangen bewustzijn in de tijd vergelijkt P. met een reddend vlot, dat alle dingen in veiligheid brengt of overzet en met het moment dat alle tijden tot object heeft. Het is het uit de 'wereld' – waar alles in de vorm van subject–object, oorzaak–gevolg, doel–middel aan elkaar vastzit – reddende bewustzijn. Dat reddende vlot is natuurlijk het 'hier', het Moment, het nu waaraan alles passeert.

3.55. In deze situatie drijft de intentie 'ik' en doel niet langer uiteen; bewustzijn en gewaarwording zijn gelijkelijk zuiver. Omdat er geen afstand meer is tussen *draṣṭṛ* (ziener) en gewaarwording als zodanig *(sattva)*, en omdat de ziener alleen kan zijn als ziende het geziene en omgekeerd het geziene alleen als gezien door de ziener, komen in de staat van vrijheid in de tijd en in de ruimte ziener en geziene alleen voor in een slechts theoretisch onderscheidbare, maar in de ervaring niet scheidbare eenheid, een spontaan voortvloeiende ongereflecteerde ervaring, *kaivalya*, het uit alle intentionaliteit losgemaakte *puruṣa*, een samenvallen van ziener, zien en gezien worden, geleefde schoonheid.

Deel 4: Vrijheid

Het vierde hoofdstuk (over de [staat van] vrijheid) is waarschijnlijk één van de moeilijkste teksten uit de geschiedenis van de filosofie, hoe dan ook, oosters en westers. In maar enkele bladzijden wordt uitdrukking gegeven aan een complexe metafysica die eerder een boekdeel nodig zou hebben.

Opvallend is dat de strekking van dit hoofdstuk heel anders lijkt dan die van de eerdere drie hoofdstukken. Het gaat, zeker in de eerste *sūtra's*, niet om het bedwingen van wilsprocessen of het uitroeien van *kleśa's*, maar eerder om het bespreken van een wereldbeeld, filosofische problemen en strijdpunten met andere denkrichtigen, zaken die voor niet-ingewijden moeilijk te volgen zijn.

Veel onderzoekers beschouwen dit hoofdstuk daarom als een latere toevoeging (misschien uit de late Gupta-tijd, ongeveer 5e eeuw van onze jaartelling. Dan zou het niet van dezelfde auteur zijn als de andere drie *pāda's* (hoofdstukken). Het auteurschap van werken in de *sūtra*-vorm is in India in het algemeen onzeker. *Sūtra's* vormden de basisteksten van de verschillende denkstromingen; ze werden het onderwerp van eindeloze interpretaties door leerlingen, die er soms hun eigen ideeën in projecteerden. In de loop van de ontwikkeling van een school ervoer men de grondtekst soms niet langer als adequaat en paste men die aan. Het is mogelijk dat teksten op die manier in de loop der eeuwen een aanzienlijke verandering ondergingen. En, hoewel men de tekst altijd bleef toeschrijven aan de (mythische) stichter van de school, tonen de bestaande geschriften dikwijls de bijdragen van meer dan één hand. Dit kan ook hier het geval zijn. De notie van een persoonlijke God, zoals naar voren kwam in eerdere hoofdstukken, is in dit laatste hoofdstuk opvallend afwezig en wordt vervangen door een meer filosofisch scheppend beginsel (de *prakṛti* zelf). Ook lijkt het erop, dat de auteur probeert een bijdrage te leveren aan discussies over de natuur van de geest en van het bestaan zoals die in zwang waren onder boeddhisten in de latere Gupta-tijd door een eigen niet-boeddhistische oplossing van die problemen te suggereren.

De auteur begint met een kort resumé van het vorige hoofdstuk. De buitengewone verworvenheden die men in de yoga verwerft – in het vorige hoofdstuk *vibhūti's* en hier *siddhi's* genoemd – zijn een gevolg van geboorte, kruiden, machtswoorden *(mantra's)*, sober leven en verzinking. Daarmee vat de schrijver yoga in hoofdzaak samen als ascese en meditatie en wijst tevens op drugs of medicijnen (kruiden) zonder enige verwijzing naar de eerdere achtledigheid van de yoga. Het gaat in dit hoofdstuk niet om de methode maar om de theorie.

Dan introduceert hij een thema dat uit de latere Indiase filosofie niet meer is weg te denken, namelijk de Indiase leer van de oorzakelijkheid. Terugziend op de eerdere hoofdstukken kunnen we stellen dat er eigenlijk ruwweg drie soorten oorzaken, dat zijn eerste beginselen (oer-zaken), werden onderscheiden. Dat was in de eerste plaats de *puruṣa*, het zuivere bewustzijn. Dit bewustzijn tot zelfkennis te laten komen is het doel waarom al het andere bestaat. Deze tot zelfbewustzijn bestemde *puruṣa* is dus de *doeloorzaak* van het hele wereldgebeuren. Omwille daarvan bestaat daarnaast als tweede beginsel de *citta*, de Wil. De Wil is a.h.w. de materie van het bestaan. De wil is de levenskracht, de levensmaterie die onophoudelijk van vorm verandert doordat ze zich doelen stelt. Door zich in die Wil te spiegelen kan de *puruṣa,* het reflecterende bewustzijn zichzelf leren kennen. Dit spiegelen (reflecteren) en tot zelfkennis komen is alleen mogelijk als de Wil stil is, als een windstil meer. Dit is doorgaans niet het geval. De Wil is in een voortdurende procesmatige beweging, is voortdurend gericht op objecten van verlangen en afkeer. Dat komt omdat de wil beïnvloed wordt door de leedvolle aantastingen, de *kleśa's*: onwetendheid, verlangen, afkeer, het ego en de drang tot zelfbehoud. Die zijn op hun beurt weer bepaald door de 'strengen' *(guṇa's)*, de behoefte aan veiligheid, het verlangen naar genot en de wil tot macht. De *kleśa's* leiden tot handelen en dit handelen veroorzaakt in de wil disposities *(vāsanā's)* die op hun beurt hun stempel drukken op de aandriften *(saṁskāra's)* die de drijfveer vormen tot iedere daad. Op die manier raakt men gebonden door de eigen keuzen waar men vanuit gemakzucht aan vast blijft zitten zodat het leven een tredmolen wordt. In die toestand lijdt men, d.w.z., dat de wil in een staat van beweging, onrust verkeert. Ze is dan niet stil zodat de ziel daarin zichzelf kan kennen.

De disposities en aandriften, die door het handelen worden veroorzaakt, worden tezamen ook wel *karman* genoemd. Ze vinden hun voorwaarden in de *guṇa's* en *kleśa's* en ze worden zichtbaar in voor het individu kenmerkende procedures, gewoontes, terugkerende handelingen, hebbelijkheden, karakterkenmerken. Door *karman,* door keuzen, ontstaat de hele verscheidenheid van levende wezen. Door de verschillen tussen hun keuzen worden de verschillende wezens wat ze zijn, ontstaat de schier oneindige verscheidenheid van het bestaan. Hiermee hebben we de derde oorzaak benoemd: *karman*, de bepalende, vormende of werkzame oorzaak. De Wil, waaraan het *karman* vorm of eigenschap *(dharma)* geeft is a.h.w. de materie die door dit *karman* wordt bewerkt, dat waaraan het *karman* gestalte geeft. Deze Wil, de *citta* is dus materiële oorzaak. Het is de wil die door de zelfbepaling van het eigen handelen voortdurend zichzelf transformeert en individueert. En dat niet alleen gedurende het leven. Zolang er *karman* is schept het een voortduren van kenmerken zelfs over de grenzen van de dood heen. Identiteit bestaat in het uitgerust zijn met bepaalde kenmerken, in een Wil met deze of gene eigenschappen, een persoonlijkheid met een bepaald karakter. Een wil zonder kenmerken is geen individu, maar is pure levens- of scheppingskracht. Die wil voor zover die onbepaald is wordt geen *citta* maar *prakṛti* genoemd. Ze is wat de oude Grieken *materie* of *mogelijkheid* zouden noemen. Als het nog ongevormde in het menselijk wezen, b.v. in het nog onontwikkelde embryo, wordt ze *citi* genoemd. De weg van de yoga doelt erop de mens van zijn 'vormsels' te ontdoen, zodat hij weer vrij en ontvankelijk wordt en de levenskracht van de natuur ongehinderd door hem kan stromen. Dan wordt de mens een yogi, een gedisciplineerd en daarom vrij mens.

Het ontdekken in zichzelf van de eigen onbeperkte mogelijkheden die aan de wording tot individu voorafgaan, de menselijke aard te ontdekken voordat die door *karman* is beperkt is het doel van de yoga. Wanneer de drie *guṇa's* of 'strengen' in balans met elkaar zijn veroorzaakt handelen neutraal *karman*, dat is *geen karman*. Wanneer men zo handelt is men vrij en blijft men vrij. Men beperkt zich niet langer in zijn mogelijkheden. Men is als een rivier die ongehinderd zijn loop kan volgen. Maar als er *karman* wordt gevormd vanuit een gebrek aan evenwicht tussen de elementaire driften dan ontwikkelt zich een persoonlijk individu, gekenmerkt door karaktereigenschappen, -vormen. Dan is het niet zo dat er eerst een individu is dat vervolgens eigenschappen heeft, maar het *karman*, het karakter, maakt het individu uit. Wie vrij is, is onbelast door het verleden en kan dus ook niet worden wedergeboren. Een mens is een stroom van ervaringen geen zichzelf gelijkblijvende identiteit. Wat gelijk blijft zijn karmische vormen die het in zichzelf vrije leven in banen leiden. Die banen zijn gekanaliseerde levensstromen. Ze vormen a.h.w. een soort wortelstelsel waaruit via geboorte een individueel bestaan opschiet, dat met de dood weer verdwijnt. Het ondergrondse leven verdwijnt echter niet. De dood is niet absoluut. Er blijft iets na de dood waaruit zich weer leven kan ontwikkelen: een karmisch gekanaliseerde vorm van leven. Je zou het ook kunnen vergelijken met een wortelstok die boven de grond van het bestaan in ruimte en tijd niet zichtbaar is, maar waaruit wel altijd weer weer beperkte vormen van leven kunnen voortkomen. Aan de hand van wat opschiet kan men bepalen uit wat voor door *karman* beperkte levensstroom die voortspruit. Die levensstroom wordt in al zijn individuele vormen wedergeboren.

Karman bepaalt dus wat iets of iemand is. Dat betekent dat de werkelijkheid niet zomaar is wat ze schijnt. Er zijn niet zomaar dingen, ze zijn gerelateerd aan de verwachtingen die we koesteren. We leven niet in een wereld van dingen maar in een van gebruiksfuncties. In zo'n wereld is echt wat onze verwachtingen bewaarheid, onecht wat ons teleurstelt. Dat betekent dat wat voor de een echt is, dat niet noodzakelijk hoeft te zijn voor de ander.

Of de werkelijkheid aan onze verwachtingen zal beantwoorden weten we nooit, wel kunnen we ons te allen tijde bewust zijn van onze verwachtingen. Ik draag mijn karakter altijd met me mee zolang ik door mijn *karman* bepaald ben. Ik heb daar altijd weet van, bewust of onbewust. De wil van anderen ken ik alleen indirect via de verwachtingen die ik van anderen koester en wat daarvan in de praktijk wordt bewaarheid. Zou ik van de ander op dezelfde manier weet hebben als van mijzelf, mijn eigen wil, dan zou het onderscheid tussen mijzelf en de ander vervagen en zou er geen sprake meer kunnen zijn van sociaal verkeer. Juist door dit sociale verkeer wordt men opmerkzaam op wat men zelf is, wordt men zich bewust van de eigen wil en het eigen gemoed in onderscheid van de ander. Die wil omvat het geheel van alle zin en betekenis van jouw leven. Die zin houdt in dat de wil er is omwille van een Ander. Zin betekent dat niemand er kan zijn omwille van zichzelf. Alleen via de Ander kun je begrijpen dat de wil niet het 'ik' kan zijn. Op het moment dat je dat beseft vind er een fundamentele omslag plaats. De vrijheid breekt door, verwachtingen lossen op. Die toestand stabiliseert zich met ups en downs. Dat komt omdat er nog resten *karman* over zijn. Wie dan volhardt in het mediteren komt tot inzicht in de natuur van alle dingen. Men verwerkelijkt een innerlijke vrijheid waarin alle menselijke beslommeringen onbeduidend schijnen. De driften *(guṇa's)* hebben nu hun taak vervuld en het proces van verandering dat ze aandreven komt tot een einde. Ze keren terug in hun oorsprong: vrijheid, zuivere ongebonden scheppende kracht.

4.1. janmauṣadhi-mantra-tapaḥ-samādhi-jaḥ siddhayaḥ.
4.2. jātyantara-pariṇāmaḥ prakṛtyāpūrāt.
4.3. nimittam aprayojakaṁ prakṛtīnām varaṇa-bhedas tu tataḥ kṣetrikavat.
4.4. nirmāṇa-cittāny asmitā-mātrāt.
4.5. pravṛtti-bhede proyojakaṁ cittam ekam anekeṣām.
4.6. tatra-dhyāna-jam anāśayam.
4.7. karmāśuklākṛṣṇaṁ yoginas trividham itareṣām.
4.8. tatas tad-vipākānuguṇānām evābhivyaktir vāsanānām.
4.9. jāti-deśa-kāla-vyavahitānām apy ānantaryaṁ smṛti-saṁskārayor eka-rūpatvāt.

4.1. Bijzondere vermogens vloeien voort uit meditatieve verzinking, soberheid, machtswoorden, drugs en geboorte.

4.2. De overgang naar een andere geboorte wordt veroorzaakt door de onuitputtelijke stuwkracht van de natuur die daardoor overloopt.

4.3. Naast deze drijvende kracht is er een conditionerende oorzaak die de krachten van de natuur verdeelt, vergelijkbaar met wat een boer doet wanneer hij een rivier kanaliseert door middel van dammen voor irrigatie.

4.4. Personen met een eigen wil hebben hun oorzaak alleen in het ego.

4.5. Er is één enkele drijvende Wil in alle indivuduen met een *eigen* wil ondanks dat die allemaal met verschillende plannen en projecten bezig zijn.

4.6. Dat is de Wil die vrij is van de haarden van wilsziekten, neigingen en hun werkingen. Die wil ontdekt men in meditatie.

4.7. Het *karman* van een yogi is wit noch zwart. Van anderen is het werk drievoudig [d.w.z. wit, grauw en zwart].

4.8. Dit *karman* van gewone mensen laat onbewuste indrukken achter (*vāsanā,* lett. parfums), die wat aard betreft overeenstemmen met de door hun werken veroorzaakte karmische rijpingsprocessen.

4.9. Ze vormen een ononderbroken stroom, zelfs in wezens die qua geboorte, tijd en plaats gescheiden zijn. Anders zouden de motivaties en herinneringen van de mensen niet dezelfde vorm kunnen hebben. (d.w.z. als je een bepaalde handeling voltrekt kun je je dat later alleen herinneren als de indruk van die gebeurtenis onbewust is doorgegeven.)

4.10. tāsām anāditvaṁ cāśiṣo nityatvāt.
4.11. hetu-phalāśrayālambanaiḥ saṅgṛhītatvād eṣām abhāve tad abhāvaḥ.
4.12. atītānāgataṁ svarūpato 'sty adhva-bhedātdharmāṇām.
4.13. te vyakta-sūkṣmā guṇātmānaḥ.
4.14. pariṇāmaikatvād vastu-tattvam.
4.15. vastu-sāmye citta-bhedāt tayor vibhaktaḥ panthāḥ.
4.16. na caikacitta-tantraṁ ced vastu tad apramāṇakaṁ tadā kiṁ syāt?
4.17. tad-uparāgāpekṣitvāc cittasya vastu jñātājñātam.

4.10 En deze herinneringen, onbewuste indrukken en aandriften zijn er altijd al geweest omdat er altijd al toekomstverwachtingen waren. (Bedoeld is: zonder motief geen werk, zonder werk geen indruk en zonder indruk geen herinnering. Dus zonder verwachting geen tijd in de zin van verleden, heden en toekomst).

4.11 Omdat men deze herinneringen alleen kan vergaren door (de werking van) oorzaak en gevolg en via (de relatie tussen) subject en object (van de hoop), zullen, als deze (werkingen en relaties) afwezig zijn ook die herinneringen en de onbewuste indrukken waarop ze steunen er niet zijn.

4.12. De ononderbroken stroom van onbewuste indrukken bestaat in verleden, heden en toekomst vanwege de drievoudigheid van de *dharma's* in de tijd (d.w.z. als verwachting, verwerkelijking en herinnering.)

4.13. Deze 'vormen' bestaan op onzichtbare en zichtbare manier en bestaan als een bepaalde verhouding van de elementaire krachten of oerdriften.

4.14. Hun 'echtheid' grondt in de eenheid van het proces (waarin ze worden ervaren).

4.15. Twee mensen zien hetzelfde ding anders, omdat hun wil en verwachting anders zijn.

4.16. Het ding komt dus tot stand door intersubjectieve overeenstemming. Maar stel dat het ding door niemand wordt waargenomen, wat blijft er dan nog van het ding over? Bestaat het dan nog wel?

4.17. Dan bestaat het ding nog altijd in de verwachtingspatronen die mensen ervan hebben (d.w.z. het uiterlijke ding bestaat afhankelijk van de wilsverwachting).

4.18. sadā jñātāś citta-vṛttayas tat-prabhoḥ puruṣasyāpariṇāmitvāt.
4.19. na tat svābhāsaṁ dṛśyatvāt.
4.20. eka-samaye cobhayānavadhāraṇam.
4.21. cittāntara-dṛśye buddhi-buddheḥ atiprasaṅgaḥ smṛti-saṅkaraś ca.
4.22. citer apratisaṁkramāyās tad ākārāpattau svabuddhi-saṁvedanam.
4.23. draṣṭṛ-dṛśoparaktaṁ cittaṁ sarvārtham.
4.24. tad asaṅkhyeya-vāsanābhiḥ citram api parārthaṁ saṁhatya-kāritvāt.
4.25. viśeṣa-darśina ātmabhāva-bhāvanā-nivṛttiḥ.
4.26. tadā viveka-nimnaṁ kaivalya-prāgbhāraṁ cittam.
4.27. tac chidreṣu pratyayāntarāṇi saṁskārebhyaḥ.

4.18. De wilsprocessen zijn daarentegen niet zelf van de wil afhankelijk zoals de dingen, ze zijn altijd direct voor het bewustzijn toegankelijk, omdat de eeuwige bewustzijnskern altijd tegenwoordig is.

4.19. Die wil is dus niet iets dat in zichzelf bestaat omdat het alleen kan bestaan als een object van de waarneming.

4.20. Ook kan men zich niet tegelijkertijd van de wil en van de ziener zelf bewust zijn (zoals de boeddhisten beweren.)

4.21. Als men een andere wil [direct] zou kunnen waarnemen, zou er een te enge verbinding zijn tussen het ene en het andere gemoed en een door elkaar lopen van geheugens.

4.22. Het onontwikkelde wilssubstraat krijgt, wanneer het de vorm van de [actieve] wil aanneemt, een ervaring van het eigen gemoed.

4.23. De wil, die zowel door de waarnemer als door het waargenomene wordt beïnvloed omvat het geheel van alle zin (en betekenis).

4.24. Deze wil, gekleurd als zij is door ontelbare onbewuste indrukken, is er, aangezien ze niet zelfstandig kan handelen, ter wille van een Ander.

4.25. Voor wie deze karakteristieke eigenschap ziet, komt er een einde aan de voorstelling die (de wil) voor het 'ik' houdt.

4.26. Dan neigt de wil tot onderscheidend inzicht en helt ze naar de (uiteindelijke) vrijheid.

4.27. Met onderbrekingen (kunnen zich) onder invloed van nog bestaande onbewuste neigingen andere wilstoestanden (voordoen).

4.28. hānam eṣāṁ kleśavat uktam.

4.29. prasaṁkhyāne 'pi akusīdasya sarvathā viveka-khyāter dharma-meghaḥ samādhiḥ.

4.30. tataḥ kleśa-karma-nivṛttiḥ.

4.31. tadā sarvāvaraṇa-malāpetasya jñānasyānantyāt jñeyam alpam.

4.32. tataḥ kṛtārthānāṁ pariṇāma-krama-samāptiḥ guṇānām.

4.33. kṣaṇa-pratiyogī pariṇāmāparānta-nirgrāhyaḥ kramaḥ.

4.34. puruṣārtha-śūnyānāṁ guṇānāṁ pratiprasavaḥ kaivalyaṁ svarūpa-pratiṣṭhā vā citi-śaktir iti.

4.28. Van deze neigingen ontdoet men zich op dezelfde wijze als van de ziekten (of aandoeningen) van de ziel *(kleśa's)*.

4.29. Wie zelfs bij het mediteren (de inzameling), (als een goede rentmeester – het gaat hier om een woordspeling) geen profijt voor zichzelf zoekt, die altijd onderscheidend inzicht heeft (bij het tellen van de kas het mijn en het dijn in acht neemt), aan hem (komt) de 'vormen-regenwolkverzinking' (toe).

4.30. Daarop verdwijnen aantastingen en disposities.

4.31. Dan is de waarneembare (wereld) onbeduidend (in het licht van) een oneindig, van alle sluiers en smetten gezuiverd, bewustzijn.

4.32. Dan bereikt de voortgang van het veranderingsproces in de elementaire krachten, die (nu) hun taak vervuld hebben, zijn voleinding.

4.33. Deze voortgang bestaat in een elkaar conditionerende aaneenschakeling van momenten die men (pas) op het eind van het veranderingsproces (volledig) kan duiden.

4.34. Vrijheid is de terugkeer in hun oorsprong van de niet langer op de levensdoelen gerichte oerdriften, ofwel de kracht van de zuivere wil (het wilssubstraat) die zich in zijn eigen gedaante toont.

Commentaar

4.1. Waarschijnlijk niet meer dan een summiere samenvatting van het vorige hoofdstuk, dat ging over bijzondere eigenschappen, *vibhūti's*. Het woord *siddha* – dat hier wordt gebruikt – betekent ongeveer hetzelfde.

4.2. Patañjali stelt hier dat de zgn. *saṁskāra's*, de dispositionele motieven of *karman* niet de drijvende kracht van de wereld zijn. Dit is belangrijk, want het betekent dat het kwaad, dat geworteld is in de zgn. aandoeningen (of zielsziekten: begin 2e hoofdstuk) niet samenvalt met de menselijke natuur. De yoga keert zich niet tegen het biologisch bestaan en wat daarop is gebaseerd.

4.3. Het kwaad zit in de factoren die de natuur conditioneren (*nimitta*). Dit zijn wel de *saṁskāra's*, genoemd onder de vorige *sūtra*, welke al dan niet beïnvloed kunnen zijn door de *kleśa's*, aantastingen.

4.4. 'Personen met een eigen wil' *(nirmāṇa-cittāni)*: hieronder moet men de concrete persoon, het persoonlijke individu verstaan. Dit individu is er in Patañjali's visie uitsluitend op grond van de wil *(citta)*. Het is niet wat men ten diepste zelf is, want dat is het transcendentale bewustzijn. De wilsindividualisering vooronderstelt het ego, de functie die het waargenomene op het transcendentaal bewustzijn betrekt. Het ego wordt in stand gehouden door *kleśa-karman/saṁskāra*, door een predispositie om het waargenomene op een ego te betrekken.

4.5. Er zijn dus verschillende personen die hun stuwing alle ontlenen aan de drijvende kracht van de ene natuur, die hier wordt vergeleken met een goddelijke wil, vrij van *kleśakarman*.

4.6. Die goddelijke wil, of natuur, ontdekt men in meditatie. Die natuur is zonder *āśaya*, zonder transmigratielichaam, en is dus een wil zonder karmische hechtingen, zonder bijzonder karakter of dispositie.

4.7. Daarom is het werk van de yogi niet gekleurd door één of andere dispositionele ontregeling (een trauma of neurose, die bestaat in een gebrek aan balans tussen de elementaire krachten van de natuur). De yogi handelt natuurlijk, in tegenstelling tot de verziekte rest van de mensheid.

4.8. Wie door *kleśa's* is aangetast, diens natuur wordt gekenmerkt door een kleuring door onbewuste indrukken. Een dergelijk mens mist dus openheid.

4.9. Hier duidt de tekst op de idee dat er een *āśaya* is, een hypothetisch substraat van disposities en onbewuste indrukken, die men als een identiteit, of misschien beter continuïteit in verschillende levens onderkent, omdat de onbewuste indrukken in het vorige en het volgende leven 'dezelfde vorm hebben'. De redenering schijnt de volgende: er is een direct verband tussen herinnering en onbewuste indruk. De ervaring 'stempelt' als het ware de onbewuste indruk. En die indruk wekt op haar beurt de herinnering. Men observeert dat mensen al een dispositie hebben vanaf hun geboorte. Die moet dus gronden in onbewuste indrukken. De dispositie, verwijst dus naar indrukken opgedaan in een vorig leven, ook al zijn die niet bewust. Tegenwoordig zouden we zeggen dat een dispositie verwijst naar erfelijke genen. Die theorie kende men indertijd nog niet. Niettemin zocht men redelijke kaders om een geobserveerd fenomeen te verklaren. Binnen de context van één leven ziet men immers dat disposities gronden in daden en ervaringen. Het zich voordoen van disposities bij zeer jonge kinderen werd daarom gezien als een aanwijzing voor een transmigratiesubstraat.

4.10. De redenering moet er één zijn zoals men die ook bij b.v. Śaṁkara (Advaitin-filosoof, 8e eeuw) tegenkomt. Disposities kunnen alleen hun conditie vinden in eerdere disposities. In een goddelijke wil, waar de krachten van de natuur in balans zijn, kunnen zich geen factoren voordoen die die balans verstoren. M.a.w. men kan het kwaad niet uit God verklaren. Een vrije wil is een goddelijke. Men kan dus ook niet een vrije keuze maken voor het kwaad (d.i. de zelfzucht). Een paradijszonde is daarom een logische onmogelijkheid. Het kwaad, *kleśakarman*, kan dus alleen verklaard worden uit eerder *kleśakarman*. Dit *karman* moet dus tot in het oneindige teruggaan. Daarom moet de wereld ook zonder eerste begin zijn. Dit *karman* is verantwoordelijk voor het intentionele karakter van de ervaring, het altijd, voor zichzelf, op zoek zijn naar iets anders of beters. Dit wordt hier aangeduid met de term *āśis*, hier vertaald met 'hoop'. Daarbij moet men dus allereerst denken aan een zelfzuchtige hoop.

4.11. De disposities wortelen in indrukken. Maar die worden veroorzaakt door een actuele ervaring. Ze zijn het gevolg van een eraan ten grondslag liggend feit. De herinnering kan ook alleen maar bestaan als een objectivering van indrukken uit het verleden, waarbij het actuele bewustzijn in het heden altijd als subject fungeert van de herinnering waarvan men zich objectief bewust is. De categoriale relaties van oorzaak en gevolg en van subject en object maken de herinnering dus mogelijk. Kan men zich van die relaties bevrijden, dan zal men zich dus van indrukken bevrijden, en wanneer men zich van indrukken bevrijdt, zal men bevrijd zijn van disposities en de daaruit voortvloeiende verstoring van het psychisch evenwicht.

4.12. De ononderbroken stroom van onbewuste indrukken bestaat in verleden, heden en toekomst, omdat haar vormen *(dharma's)* door fasen gaan: onbewust stimulerend, bewust voorgenomen, door handelen verwerkelijkt, in genieting ervaren, in de herinnering gekoesterd, onbewust beklijvend. En in dat alles dezelfde vorm, hetzelfde schema, dat zich in de tijd verwerkelijkt, een roos of iets anders.

4.13. Ongemanifesteerd is een vorm wanneer onbewust, voorgenomen of herinnerd, gemanifesteerd wanneer ze daadwerkelijk zintuiglijk wordt ervaren. En die vormen bestaan zelf áls een configuratie of wisselwerking van elementaire krachten (*guṇa's*, 1.16.) die zich voordoen op verschillende zintuiglijke niveaus.

4.14. Uit het voorafgaande blijkt, dat de werkelijkheid, of althans de wereld waarin we leven, moet worden opgevat als een evolutie van de wil. Dat roept de vraag op naar de werkelijkheidswaarde van de dingen van die wereld. Betekent dat niet dat zijn samenvalt met waargenomen worden, zoals de filosoof Berkeley beweerde in het westen? En leven we dan niet in een solipsistische illusie? Feuerstein merkt in verband met het hierna volgende *sūtra* op, dat Patañjali uitgaat van de objectiviteit, het in zichzelf bestaan van de wereld, ook al kunnen verschillende mensen die zelfde wereld op verschillende manieren ervaren. Hij zou dus niet meegaan in het boeddhistisch idealisme, dat zou stellen dat de objecten producten van de geest zijn. Echter worden hier, tot op grote hoogte, net als in het boeddhisme, de objecten gezien als een ontwikkeling van de geest. De echtheid van het ding hangt af van de consistente manier waarop het zich als wilsvorming voordoet. M.a.w. een appel is echt als ik hem niet alleen kan zien, maar er ook een hap uit kan nemen en hem kan proeven, kan verteren en uitscheiden. Is hij van gips en breek ik mijn tanden, dan is het geen appel, maar wel een gipsen afgietsel. Is het een hallucinatie dan geldt hij als niet te staven in de ervaring. De echtheid van het ding is afhankelijk van mijn ervaring. Dat is toch echt wel idealisme. Het verschil met het boeddhisme is dat het boeddhisme niet een zuiver bewustzijn naast de wil onderscheidt, een zuiver bewustzijn dat de werkingen van die wil waarneemt. Voor de boeddhistisch idealist is de wil zelfbewust en zijn hier geen twee van elkaar te onderscheiden geestelijke principes. De objectiviteit waarvan men misschien toch nog kan spreken is, dat de wereld wordt opgevat als een geheel van levende wezens. Ik ben niet de enige, er zijn anderen. Ook zij zijn individuen en projecteren hun objecten of betekenissen. (Merk op dat het idealisme in de Indiase filosofie zo algemeen is dat het Sanskriet maar één woord heeft voor 'object' en voor 'betekenis': *artha.*) Die verschillende individuen treden echter in een intersubjectieve communicatie waarin zij hun werelden trachten te delen, betekenissen proberen te communiceren. De dingen, bestaan als levende wezens, áls wil. Voor zover ze niet als zodanig kunnen doorgaan, mag men zich in deze organische filosofie wel degelijk afvragen of ze bestaan, behalve dan als een wilsprojectie. Dit denken kent nl. geen andere stof waaruit ze zouden kunnen bestaan.

4.15. De intersubjectieve ervaring wekt de indruk dat ervaringen van verschillende mensen, hoewel inhoudelijk verschillend, naar hetzelfde iets verwijzen. Patañjali werkt hier niet nauwkeurig uit hoe dat op grond van zijn eigen denken zou kunnen. De idealistische boeddhisten losten dit probleem op door te stellen dat verschillende willen elkaar direct beïnvloeden, zonder tussenkomst van een uitwendig ding. Ze delen a.h.w. een intentie en scheppen zo een gezamenlijke wereld. Deze oplossing voldoet in beginsel ook voor Patañjali, maar deze signaleert dat die gemeenschappelijkheid van de wereld maar in beperkte mate opgaat, want doordat de wegen en de mentale ontwikkelingen van twee mensen ook weer scheiden en een eigen koers volgen, ervaren ook de gemeenschappelijke intenties in de loop van die ontwikkeling een omduiding. Merk op dat als verschillende mensen die een bepaalde ervaring gedeeld hebben daar later verslag van doen, die verslagen doorgaans aanmerkelijk verschillen en toch in elk geval andere accenten tonen. De enige manier om dan tot de 'werkelijkheid' te komen is een 'document' dat rest uit die tijd en waarop wij ons in deze tijd opnieuw op een intersubjectieve wijze kunnen verhouden. Maar ook dat 'document', het mag een film zijn bij voorbeeld, kan alleen weer bewust zijn in een individuele ervaring. Ook in de interpretatie hiervan moeten we het eens worden. In de praktijk is zo'n wederzijds verstaan alleen mogelijk als we dit willen, ons ertoe bereid verklaren. Vandaar ook het funderend belang van de ethiek in deze en in de boeddhistische filosofie. De werkelijkheid – en dat is per definitie de gemeenschappelijke – is afhankelijk van onze medewerking. Zij is niet zonder meer gegeven.

4.16–4.17. 4.16 ontbreekt, aldus Feuerstein, in sommige manuscripten. Het vormt wel een logische eenheid met het volgende, dus of het is oorspronkelijk, of men achtte het volgende *sūtra* op zichzelf genomen te cryptisch en zocht het door een toegevoegde regel te verklaren. Het bevreemdt mij weerom dat Feuerstein meent dat dit *sūtra* en het volgende nogmaals de realistische positie van de auteur benadrukken. Hier wordt juist gesteld, wat ik in mijn commentaar bij het vorige *sūtra* zei, dat iets pas werkelijk genoemd kan worden wanneer meerdere willen het erover eens zijn. Het ding, de substantie *(vastu)* is niet slechts gekenmerkt doordat het consistent aan één enkele wil verschijnt, het moet, om werkelijk genoemd te worden, door meerdere willen worden vastgesteld. De boeddhisten noemden dit *saṁvṛti satya*, waarheid door conventie. Maar wat is, of hoe bestaat die substantie dan als ze niet door meerdere willen wordt vastgesteld, ja zelfs niet door één enkele wil actueel wordt vastgesteld? Bestaan de dingen niet meer zodra iedereen er de blik van afwendt? Nee, zegt Patañjali, ze bestaan nog wel. Wanneer we ons huis verlaten hebben en allemaal naar ons werk zijn en niemand ons eenzaam in de bergen gelegen huis aandoet om dit middels een waarneming vast te stellen, dragen we dit huis nog altijd in onze gedachten mee en verwachten we 's avonds er weer terug te zijn. De werkelijkheid van het huis grondt dan in onze redelijke verwachting, aangezien we weten wat we kunnen doen om het weer vast te stellen. En zo is de hele werkelijkheid afhankelijk van de willen van individuen. Dit strookt overigens met de wetenschappelijke methode. Daarin stellen we de 'waarheid' vast door op grond van een theorie een prognose te maken. Volgt de vaststelling van de prognose dan staaft dit de 'juistheid' van de theorie. Vraagt iemand: waarop berust de betrouwbaarheid van onze verwachting tenzij op een daaraan ten grondslag liggende werkelijkheid? Dan zou men kunnen antwoorden: als niet onze ervaring ons de suggestie van een betrouwbare werkelijkheid had gegeven, zouden we die niet hebben verondersteld. Of zo als Hume zei: causaliteit berust op associatie, associatie op gewoonte. Onder extreme omstandigheden, zoals oorlog, wil die betrouwbaarheid wel eens bezwijken omdat ons handelen onbetrouwbaar wordt. Onder traumatische druk kan het realiteitsbesef compleet falen. De yogatheorie van retentie en dispositie wijst in dezelfde richting.

4.18. Hier wordt de uiterlijke werkelijkheid gesteld tegenover de innerlijke beleving en bepaald wat de kenmerken zijn die de ervaring van deze twee dimensies verschillend maken. Uiterlijke dingen worden vastgesteld, (voor) 'waar genomen' middels de zintuigen. Die zintuigen hebben maar een beperkt actueel veld. Ik zie mijn huis in de bergen telkens vanuit een bepaalde hoek. De achterkant zie ik dan niet. Sommige delen van het huis kunnen, vanwege hun ligging in het geheel niet worden waargenomen, tenzij ik een stuk rots, struik of boom zou weghakken. Verlaat ik het huis, dan neem ik het in het geheel niet meer waar. Bij de dingen van de intersubjectieve wereld kan ik tegenwoordig zijn, maar ik kan ook afwezig zijn. Ze zijn er als verschijningsmogelijkheden. Mijn innerlijke leven vat ik niet op die manier op. Ik kan ten aanzien hiervan niet tegenwoordig of afwezig zijn. Ik kan er niet niet bij aanwezig zijn. Het erbij aanwezig zijn hoort bij hun zijnswijze. Als ik pijn voel ben ik daarbij. Het is onzinnig te spreken over een pijn die ik niet voel, of een pijn die afwezig is, ten minste als ik dat zo opvat dat die pijn op dat moment ergens anders is. In zo'n geval is er eenvoudigweg geen pijn. Dat zien we zo, omdat we voelen dat ons innerlijke leven niet intersubjectief is. Hier kunnen we het niet met elkaar eens worden maar zijn we zelf de absolute autoriteit. We voelen pijn niet omdat die er is maar omdat we haar voelen. We zijn hier niet afhankelijk van een wilsovereenstemming. Dat geldt voor alle innerlijke fenomenen. Ze hoeven niet tussen haakjes te worden gesteld om 'als zodanig' gegeven te zijn. De verschijnselen hier zijn geen 'functie van x', maar bevinden zich alle op de x-as, in één dimensie. 'Ik' als transcendentaal bewustzijn, ben altijd tegenwoordig bij de verschijnselen van mijn eigen wil. Tenzij, zou Patañjali, denk ik, moeten toegeven in de diepe slaap, waar de wil wel actief is als *saṁskāra* (onbewuste aandrift), maar ledig als *pratyaya* (actuele toestand) (1.10). Of is de ziel een weter eerder dan een ziener?

4.19. Hier treedt het echte verschil met het boeddhistisch idealisme aan de dag. De wil is louter wil (conatief, voorwaarts gericht niet reflectief) en kan niet zelfbewust zijn. De wil is een object van de waarneming en een ander, een subject wordt zich dus van haar bewust. Dat subject is de *draṣṭṛ* of *puruṣa*, de getuige van alle werkingen van haar wil.

4.20. Men moet dit opvatten als een verdere onderbouwing van het gestelde onder 4.19. Men kan de wil en de waarnemer ervan niet tezelfdertijd vaststellen. En, lijkt de gedachte, dat zou moeten kunnen als ze zouden samenvallen. Kan men de waarnemer dan hoe dan ook wel vaststellen? Als ze alleen maar recht vooruit kan kijken, kan ze toch ook haarzelf niet waarnemen. Maar dit kan door haar reflectie in de wil. De wil kan iedere vorm aannemen, in ieder moment een *dharma* actualiseren, maar ze kan stil zijn, niet betrokken in intentionele activiteit. Dan neemt ze 'haar eigen vorm' aan, d.w.z. dat ze het transcendentaal ego reflecteert. In die zin kan men dan ook niet beide, waarnemer en wil, tegelijkertijd vaststellen.

4.21. Verwijst terug naar 4.16-18. Men neemt de eigen wil direct waar, maar de wil van een ander slechts door communicatie of wilsafstemming. M.a.w. men heeft geen directe toegang tot de wil van een ander, wat niet wil zeggen dat men er niet in een direct contact mee staat. Dat contact loopt buitenom, via confrontatie, niet van binnenuit. Men bezit niet de sleutel tot de achterdeur van een anders wil. Dat is maar goed ook, want anders zouden alle gevoelens en geheugens door elkaar lopen, wat wel zou betekenen dat niemand meer zou kunnen functioneren. Dit *sūtra* steunt overigens onze vertaling van 3.38. Het letterlijk binnengaan in een ander zou in conflict zijn met wat hier onder 4.21. wordt gesteld, ervan uitgaande dat hoofdstuk 4 van dezelfde auteur is als de andere hoofdstukken. Dit wordt wel betwijfeld.

4.22. Hier vat ik *citi* niet op als een synoniem van *draṣṭṛ* en *puruṣa*, maar breng haar juist eerder in verband met *prakṛti*. *Prakṛti* staat echter voor de wil als potentialiteit voor veranderingen. Het gaat, denk ik, niet om iets anders, maar slechts om een nuanceverschil. De natuur neemt alle vormen van de wereld aan, maar wanneer zij dit doet, heet zij *buddhi* of *citta*, dus niet langer *prakṛti*. Als *prakṛti* heeft ze zich dan eigenlijk nog niet ontwikkeld, maar ze dringt wel tot ontwikkeling. Je zou kunnen zeggen: *prakṛti* is de bevruchte, zwangere natuur die nog niet gebaard heeft, *citi* de maagdelijke. Natuur is dan weer de wil die of stil in zichzelf rust of zich voorbereid op de wereld. Wanneer de wil zwanger raakt, baart ze het gemoed, d.w.z. het gevoel, de gewaarwordingen, het vaststellen van indrukken en dit niet in de zin van retenties en disposities maar in die van *sense data.* Zie ook het laatste *sūtra* (4.34) waar wordt gesproken van *citi-śakti*, de kracht of potentialiteit van *citi*. Dat zou een *contradictio in terminis* zijn als *citi* gelijkgesteld zou moeten worden met de volstrekt passieve *draṣṭṛ*.

4.23–4.24. Hier stelt Patañjali expliciet wat impliciet is in al het voorafgaande, nl. dat de wil het geheel is van alle (acten van) zin-(geving en doelstelling). Verder wordt vervolgd met een gedachte die ook in de Sāṁkhya-kārikā centraal staat, dat de wil zingevend is omdat zij zelf een zin heeft, dat zij zich doelen stelt omdat zij zelf een doel heeft. Dat doel is tot (het) bewustzijn gebracht te worden, zoals een toneelopvoering er is voor de toeschouwers. De wil is daarom volstrekt onzelfstandig. Zij wordt door het niet actief werkzame 'bewustzijn als zodanig' aangetrokken om tot het bewustzijn gebracht te worden. Zij dringt tot verwerkelijking in de actualiteit van een ervaren dat actueel is in zoverre het aan een bewustzijn tegenwoordig is. 'De wil stelt zich doelen omdat zij zelf een doel heeft.' Vergelijk dit met een stuk ijzer dat magnetisch wordt onder invloed van een magnetisch veld. Dat veld is dat van het bewustzijn dat alle willen een teleologische gerichtheid geeft.

4.25. Wie de afhankelijkheid van de wil kent en daarmee het onderscheid tussen wil en zuiver bewustzijn, wordt verlost van zijn 'ik-voorstellingen'. Zoals het er staat kan het een tautologie schijnen. Er is echter een verschil tussen iemand die inziet *(darśin)* en iemand die *bhāvanā* bedrijft, actief een inzicht cultiveert. De identificatie van wil en ik is iets dat actief in stand moet worden gehouden, het is niet louter een verkeerd inzicht. Wanneer het inzicht doorbreekt, zal men dus pas geleidelijk ophouden de identificatie van ziener en geziene te voltrekken.

4.26. De wil ondergaat dan een transformatie, een bekering zou je zelfs kunnen zeggen. Ze begint te neigen in de richting van iets dat '*viveka*' wordt genoemd. Ik heb het hier vertaald met 'onderscheidend inzicht'. Anderen vertalen het met 'discriminatie'. Maar het gaat om een soort ervaring waarbij de wil de dingen loslaat zodat ze op hun plaats vallen en daarmee valt die wil zelf op zijn plaats. Ze eigent zich het bewustzijn niet meer toe, maar maakt er zich uit los. Paradoxaal genoeg baadt ze er dan in en spiegelt zijn licht. Langzaam helt de wil naar haar vrijheid.

4.27–4.28. De dispositionele motivaties die zich in dit stadium voordoen zijn dus geen *kleśakarman* (disposities door aantastingen). Zie begin hoofdstuk 2. Het moeten disposities zijn gevormd door 'goed handelen' m.a.w. door yoga. Ook hiervan moet men zich kennelijk door meditatie bevrijden. Vergelijk 1.50-51.

4.29. Dit *sūtra* bevat in het Sanskrit een onvertaalbare dubbelzinnigheid. '*Prasaṁkhyāna*' kan 'inzamelen' maar ook 'mediteren' betekenen. Aldus wordt de yogi vergeleken met een rentmeester, die voor zijn heer het hem toekomende deel van de oogst int. Daarbij dient hij op het belang van zijn heer gericht te zijn en niet op dat van hemzelf. Iets dat in de praktijk natuurlijk nog al eens voorkwam. Zo ook dient de yogi gericht te zijn op het belang van zijn heer, de *puruṣa* of waarnemer (ziel) en niet op dat van hemzelf, de persoon die zijn naam draagt. Die yogi die zo gericht is bereikt de *dharmamegha-samādhi*, een begrip dat in Mahāyānateksten, zoals de Bodhisattvabhūmi een belangrijke rol speelt. Aangezien *dharma* – door mij, evenals door Feuerstein, meestal vertaald met 'vorm' – ook met 'wezen' vertaald zou kunnen worden, moet waarschijnlijk gedacht zijn aan een verzinking waarin men het wezen der dingen in overvloedige mate doorschouwt, een volheid van contemplatie. Indirect wordt dan weer gesuggereerd dat ook de rechtvaardige rentmeester een zegen van boven mag verwachten. Zacht wordt hier de vinger gelegd op bestaande misstanden.

4.30. Aangezien hier de aandoeningen *(kleśa)* opnieuw opduiken, moeten we 4.29. waarschijnlijk opvatten als een weer oppakken van de eerdere *sūtra's*.

4.31. *Jñāna* wordt hier vertaald met 'bewustzijn'. We moeten hier eigenlijk aan een soort *gnosis* denken, maar omdat dit woord ook de nodige uitleg vergt, vermijd ik het liever. De vertaling 'kennis' zou in dit verband misleidend zijn. Jñeya, het 'kenbare' heb ik vertaald met 'de waarneembare wereld', wat duidelijker uitdrukt waar het om gaat. We zouden ook kunnen spreken van een overweldigend verlossend inzicht dat de wereld klein en onbetekenend doet schijnen. De kennis waar het om gaat moet wel de zelfkennis van het bewustzijn in de wil zijn, het zichzelf herkennen als het zelf van alle wezens (vormen).

4.32. Dan bereikt de ontwikkeling van de wil met de daaraan inherente driften zijn *telos*, zijn uiteindelijke doel en komt tot stilstand.

4.33. Die ontwikkeling is een conditionele keten van gebeurtenissen of momenten die men pas kan overzien wanneer die ontwikkeling haar doel bereikt en tot stilstand komt. Pas dan begrijpt men waardoor men gedreven werd.

4.34. Dan verwerft men vrijheid (vertaling van *kaivalya*). Dat is wanneer de elementaire krachten (*guṇa's: sattva, rajas, tamas*, zie comm. 1.2, 1.3.) niet meer op de levensdoelen (*puruṣārtha: kāma*, zinnelijke liefde, *artha*, de zaken van de wereld, *dharma*, moraal en religie, en *mokṣa*, verlossing) gericht zijn, maar zijn teruggekeerd in hun oorsprong, d.w.z. in balans zijn in de natuur *(prakṛti)*. Dan toont de kracht van de zuivere wil *(citi)* [zie commentaar 4.22] zich zoals zij is.

Ingram Content Group UK Ltd.
Milton Keynes UK
UKHW011807230323
419066UK00002B/197

9 789077 787342